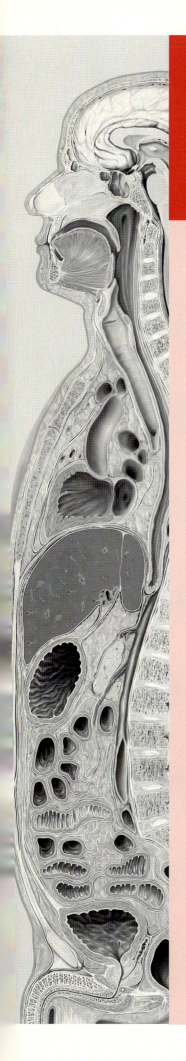

Arbeitsheft
Anatomie 1

Konstantin Wewetzer

Thieme

Prof. Dr. rer. physiol. Konstantin Wewetzer
Medizinische Hochschule Hannover
Zentrum Anatomie OE 4130
30625 Hannover

Bibliografische Information der Deutschen Bibliothek

Die Deutsche Bibliothek verzeichnet diese Publikation in der Deutschen Nationalbibliografie; detaillierte bibliografische Daten sind im Internet über http://dnb.ddb.de abrufbar.

Autoren und Verlag haben sich bei der Zusammenstellung der Fragen, bei der Zuordnung der Lösungen und bei der Kommentierung von Fragen und Lösungen um größtmögliche sachliche Richtigkeit bemüht. Dennoch wird eine Gewähr für die in diesem Band enthaltenen Angaben nicht übernommen.

Geschützte Warennamen (Warenzeichen) werden **nicht** besonders kenntlich gemacht. Aus dem Fehlen eines solchen Hinweises kann also nicht geschlossen werden, dass es sich um einen freien Warennamen handelt.

Das Werk, einschließlich aller seiner Teile, ist urheberrechtlich geschützt. Jede Verwertung außerhalb der engen Grenzen des Urheberrechtsgesetzes ist ohne Zustimmung des Verlages unzulässig und strafbar. Das gilt insbesondere für Vervielfältigungen, Übersetzungen, Mikroverfilmungen und die Einspeicherung und Verarbeitung in elektronischen Systemen.

© 2007 Georg Thieme Verlag KG
Rüdigerstraße 14
D- 70469 Stuttgart

Umschlaggestaltung: Thieme Verlagsgruppe
Umschlagfoto: Studio Nordbahnhof
Satz: Medionet AG, Berlin
Druck: Wesel Kommunikation
Printed in Germany

ISBN 313-1391618
ISBN 978-313-1391612   1 2 3 4 5 6

Vorwort

Das Medizinstudium hat in den letzten Jahren eine zunehmende Verschulung erfahren. Dies drückt sich u.a. in der Einführung zusätzlicher Veranstaltungen (z.B. Seminare) und einer Vielzahl von schriftlichen und mündlichen Prüfungen aus, die den Spielraum für das Selbststudium, d.h. für das selbstständige Erarbeiten von Sachverhalten verkleinert haben. Als Folge hiervon spielt die Prüfungsvorbereitung für ein erfolgreich zu absolvierendes Studium eine immer größere Rolle. Auswirkungen hiervon sind in meinen Augen u.a. eine wachsende Passivität der Studierenden, die wenig Lust verspüren, sich aktiv am Unterricht zu beteiligen, und die aus Zeitmangel ihre ganze Aufmerksamkeit auf das erfolgreiche Absolvieren von Prüfungen konzentrieren. Allseits beklagen Dozenten das „*spoon feeding*" der Studierenden und doch werden auch heute noch Fragen- und Antwortkataloge zum Auswendiglernen für Prüfungen ausgegeben.

Die Arbeitshefte Anatomie, von denen nun das Arbeitsheft Anatomie 1 vorliegt, sind Ausdruck eines anderen Konzepts. Es hat mich daher sehr gefreut, als der Georg Thieme Verlag mit der Bitte um Erstellung an mich herangetreten ist. Ziel der Hefte ist es, in möglichst abwechslungsreicher Form, Prüfungswissen der Anatomie unter besonderer Berücksichtigung klinischer Lerninhalte abzufragen. Als Ergänzung zur Schwarzen Reihe konzipiert, sollen die Arbeitshefte die Vorbereitung auf mündliche Prüfungen verbessern helfen. Neben der unterstützten Prüfungsvorbereitung könnte dieser Ansatz jedoch auch dazu beitragen, die aktive Auseinandersetzung mit anatomischen Sachverhalten zu fördern und somit der wachsenden Passivität entgegenzuwirken.

Bei der Erstellung des Hefts und der Auswahl des grafischen Materials konnte ich auf das breite Lehrbuchspektrum des Georg Thieme Verlags zurückgreifen. Dies zusammen mit der aufwändigen grafischen Gestaltung wird sicher die Akzeptanz bei den Studierenden erhöhen. Ganz besonders möchte ich mich bei Frau Dr. Petra Fode und Herrn Michael Krieger für die freundliche Zusammenarbeit bedanken. Die immer zügig erfolgende Beantwortung meiner vielen Anfragen und die positiven Anregungen zu einzelnen Fragen haben die Erstellung des Hefts wesentlich erleichtert.

Hannover, im September 2006
Konstantin Wewetzer

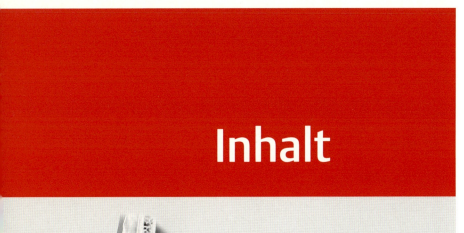

Inhalt

	Seiten	Kapitel
Haut- und Hautanhangs-gebilde	6–9	1
Achsenskelett und Leibeswand	10–19	2
Schultergürtel und obere Extremität	20–36	3
Becken und untere Extremität	37–58	4
Kopf und Hals	59–90	5

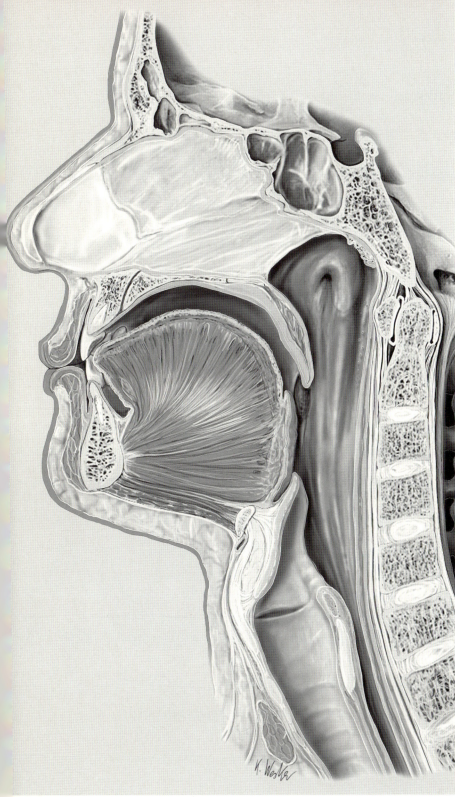

Lösungen — ab Seite 91

1 Haut und Hautanhangsgebilde

Haut und Unterhaut

[1] Die **Haut** ist das größte _____ organ (1.1) des Körpers. Die Haut eines durchschnittlichen Erwachsenen bedeckt eine Fläche von ca. _____ (1.2). Nennen Sie einige der vielfältigen Funktionen der Haut (1.3):

- _____
- _____
- _____
- _____
- _____

[2] Skizzieren Sie die **Entwicklung der Haut** unter Verwendung der folgenden Wörter:

Ektoderm – Mesoderm – Somit – Dermatom – Segmentierung – Neuralleiste – Epidermis

_____
_____
_____
_____

[3] Die **Hautdecke** lässt sich in Cutis und _____ (3.1) unterteilen und erstreckt sich bis zur allgemeinen Körper _____ (3.2). Beide Schichten sind durch straffe Bindegewebefaserzüge (_____ (3.3)) verbunden. Die Cutis wiederum besteht aus der Oberhaut (lat. _____ (3.4)) und _____ (3.5) (lat. _____ (3.6)).

[4] Die Abbildung zeigt schematisch den **Aufbau der Leistenhaut**. Beschriften Sie die einzelnen Bereiche:

(4.1) _____
(4.2) _____
(4.3) _____
(4.4) _____
(4.5) _____

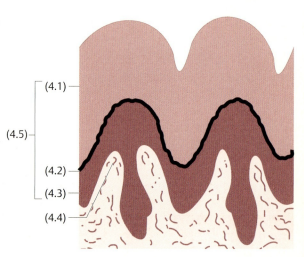

[5] Worin unterscheiden sich Leisten- und Felderhaut und wo kommen diese **Hauttypen** vor?

[6] Verbinden Sie die jeweils zusammengehörigen Begriffe der **Funktion und Besonderheit** der einzelnen Hautschicht:

Hautschicht		Funktion		Besonderheit
Stratum granulosum		Regeneration		glatte Muskelzellen
Stratum basale		Oberflächenvergrößerung		Keratinozyten
Tela subcutanea		Verhornung		Bindegewebezellen
Stratum papillare		Wärmeisolation		Melanozyten

[7] Erklären Sie die anatomischen Grundlagen von **Spaltlinien** und **Spannungslinien**, und erklären Sie den Unterschied!

[8] Welche Bedeutung haben die **Spannungslinien** für die Chirurgie?

[9] Korrigieren Sie **3 Fehler** im folgenden Text zu **Aufbau und Funktion der Lederhaut**, indem Sie die Fehler unterstreichen und unten die korrekten Formulierungen notieren:

Die Lederhaut (Subcutis) ist ein dichtes Geflecht aus Kollagenfasern und elastischen Netzen. Sie bestimmt die mechanische Festigkeit und reversible Verformbarkeit der Haut. Die Papillarschicht (Stratum papillare) verbindet die Dermis und das Corium, das Stratum reticulare (Geflechtsschicht) ist sehr zellreich und enthält stark durchflochtene Kollagenfaserbündel.

(9.1) _____ (9.3) _____

(9.2) _____

[10] Welche Faktoren bestimmen die **Färbung der Haut**?

[11] Ordnen Sie den einzelnen **Berührungsrezeptoren** Lage und Funktion zu:

Berührungsrezeptoren	Lage	Funktion/Eigenschaft
Vater-Pacini-Körperchen	Tela subcutanea (Unterhaut)	
Ruffini-Kolben		
Merkel-Zellen		Druck (langsam adaptierend)
Meißner-Körperchen		

[12] In welcher durchschnittlichen Dichte finden sich die verschiedenen **Rezeptoren** auf der Haut? Verbinden Sie die verschiedenen Rezeptortypen mit der zutreffenden Zahlenangabe:

Temperaturrezeptoren		< 5/cm²
Merkel-Zellen		
Ruffini-Kolben		5 – 80/cm²
Vater-Pacini-Körperchen		
Meißner-Körperchen		> 80/cm²
Schmerzrezeptoren		

[13] Die **vegetative Innervation** der Haut erfolgt ausschließlich durch _____ (13.1). Zielorgane in der Haut sind die glatten _____ (13.2) der Gefäße (Durchblutung der Haut), Muskeln (M. _____ (13.3)) sowie Schweißdrüsen. Auf vegetativ vermittelte Änderungen der _____ (13.4) der Haut beruht das Prinzip des Lügendetektors.

Nägel

[14] Beschriften Sie die Abbildung zum **Aufbau der Finger- und Zehennägel**. Der Nagel ist in der oberen Abbildung als Aufsicht, in der Mitte als Längsschnitt und unten als Querschnitt dargestellt.

(14.1) _____

(14.2) _____

(14.3) _____

(14.4) _____

(14.5) _____

(14.6) _____

(14.7) _____

(14.8) _____

(14.9) _____

(14.10) _____

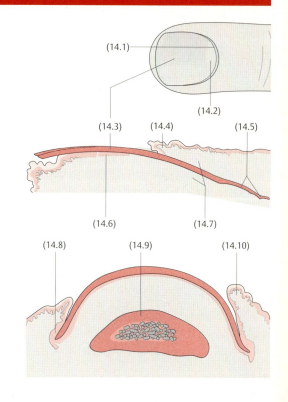

[15] Das eigentliche **Wachstum des Nagels** erfolgt in der _____ (15.1) *(Radix unguis)*. Die Wachstumsgeschwindigkeit ist lokal unterschiedlich (Daumen-, Großzehennagel: ca. 100 µm/Tag; kleinere Zehen: 40 – 60 µm/Tag) und abhängig vom _____ (15.2). Die geringere Wachstumsgeschwindigkeit im Alter hat Auswirkungen auf die _____ (15.3) von Nagelerkrankungen (z.B. Nagelpilz). Die Neubildung eines Nagels ist kritisch von der Unversehrtheit des _____ (15.4) abhängig.

[16] Beschreiben Sie kurz die **Funktion der Fingernägel**

Hautdrüsen

[17] Korrigieren Sie **4 Fehler** im folgenden Text zu den **Hautdrüsen**, indem Sie die Fehler unterstreichen und unten die korrekten Formulierungen notieren:

Schweißdrüsen *(Glandulae sudoriferae)* kommen in relativ großer Dichte vor *(100 – 350 Einzeldrüsen/m²) – die höchste Dichte findet sich auf dem Handrücken – und sezernieren ein schwach alkalisches Sekret (pH 4 – 5 bei mittlerer Sekretion, „Säureschutzmantel"). Fast alle Talgdrüsen (Glandulae sebaceae) kommen assoziiert mit Ausführungsgängen vor (freie Talgdrüsen: Augenlider, Lippen, Glans penis, kleine Schamlippen, Eingang von Nase und Ohr). Duftdrüsen (Glandulae sudoriferae apocrinae) sind in ihrem Vorkommen auf bestimmte Körperregionen wie z.B. der Achselhöhle und Genitalregion beschränkt.*

(17.1) _____   (17.3) _____

(17.2) _____   (17.4) _____

[18] Benennen Sie die Ursache für die relativ häufig auftretende bakterielle Entzündung der Duftdrüsen (**Schweißdrüsenabszess**)!

[19] Eine veränderte **Schweißsekretion** kann von klinischem bzw. diagnostischem Wert sein. Nennen Sie 2 Beispiele:

- _____
- _____

Brustdrüse (Mamma)

[20] Beschreiben Sie den **Aufbau der Mamma** unter Zuhilfenahme der folgenden Stichpunkte:

Gewebe - Fascia pectoralis – Drüsen – Ductus lactiferi – Ausführungsgang – Papilla mammaria

[21] Benennen Sie kurz die lymphogenen **Metastasierungswege** des Mamma-Karzinoms!

Haut und Hautanhangsgebilde

2 Achsenskelett und Leibeswand

Knochen/Gelenke – Wirbel und Bandscheiben

[1] Benennen Sie die **Bauelemente** des schematisch abgebildeten **Wirbels**!

(1.1) _____

(1.2) _____

(1.3) _____

(1.4) _____

(1.5) _____

(1.6) _____

(1.7) _____

(1.8) _____

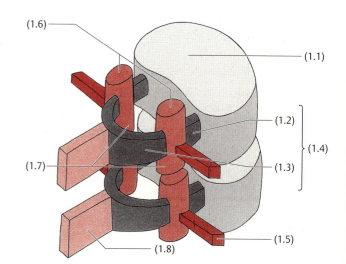

[2] Ordnen Sie den **Hals-, Brust- und Lendenwirbeln sowie Kreuz- und Steißbein** die passenden spezifischen **Strukturmerkmale** und die Anzahl der Wirbel zu:

Processus costalis	Vertebrae cervicales	5 Wirbel
Foramen transversum, Tuberculum anterius processus transversi	Vertebrae thoracicae	7 Wirbel
Facies pelvina	Vertebrae lumbales	3 – 4 Wirbel
Cornu coccygeum	Os sacrum	5 Wirbel
Fovea costalis processus transversi	Os coccygis	12 Wirbel

[3] Aus welchen Bereichen der Wirbelsäule stammen die folgenden Wirbel? Beschreiben Sie die **Formveränderungen** und nennen Sie für den einzelnen Wirbel charakteristische **Strukturmerkmale**!

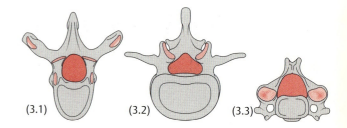

(3.1) _____

(3.2) _____

(3.3) _____

[4] Beschreiben Sie kurz den Aufbau des **Discus intervertebralis** (Bandscheibe) und diskutieren Sie pathologische Veränderungen!

_____
_____
_____

[5] Erklären Sie kurz die Begriffe **Kyphose**, **Skoliose** und **Lordose**!

_____
_____
_____

[6] Benennen Sie die **Bänder der Wirbelsäule**!

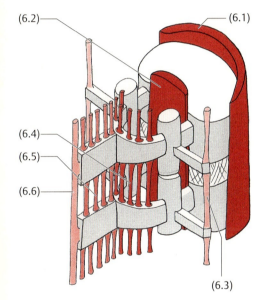

(6.1) _____

(6.2) _____

(6.3) _____

(6.4) _____

(6.5) _____

(6.6) _____

(6.7): Welches der Längsbänder ist fest mit den Wirbelkörpern, nicht aber mit den Bandscheiben verbunden?

_____

(6.8): Worin besteht die Funktion der Längsbänder? _____

[7] Welche der folgenden Beschreibungen trifft auf die Verhältnisse in der **Halswirbel-** (HWS), **Brustwirbel-** (BWS) und der **Lumbalwirbelsäule** (LWS) zu?

(7.1): schwach konvexe Gelenkflächen, die frontal gestellt und gegeneinander abgewinkelt sind:

_____

(7.2): runde Gelenkflächen, die gegenüber der Transversalebene um ca. 40° von vorne oben nach unten hinten geneigt sind: _____

(7.3): leicht konkave Gelenkflächen, die vorwiegend sagittal ausgerichtet sind: _____

(7.4): Diskutieren Sie den Zusammenhang zwischen Gelenkstellung und Beweglichkeit!

_____
_____

Knochen/Gelenke – Thorax

[8] Der **Brustkorb** besteht aus _____ (8.1) Rippenpaaren, von denen die _____ (8.2) oberen Rippen direkt mit dem Sternum in Verbindung stehen (Costae _____ (8.3)), die unteren _____ (8.4) (Costae _____ (8.5)) erreichen indirekt (Rippen _____ (8.6)) oder gar nicht das Sternum (Rippen _____ (8.7); Costae _____ (8.8)).

[9] Fügen Sie gedanklich oder mit Hilfe einer separaten Zeichnung die drei **Bestandteile des Brustbeins** (Sternum, Ansicht von vorne) zusammen und benennen Sie die markierten Strukturen.

(9.1) _____
(9.2) _____
(9.3) _____
(9.4) _____
(9.5) _____
(9.6) _____
(9.7) _____

[10] Was ist das Ziel einer **Sternalpunktion** und an welcher Stelle wird sie durchgeführt? Welche Gefahr birgt dieser Eingriff?

_____
_____
_____
_____
_____

[11] Ordnen Sie die folgenden spezifischen Merkmale bestimmten **Rippen** zu:

kein Collum costae	11./12. Rippe
Sulcus arteriae subclaviae	
Sulcus costae	
Tuberositas musculi scaleni anterioris	
kein Tuberculum costae	

[12] Welche der beiden Abbildung zeigt die Exspirations- und welche die Inspirationsstellung des **Brustkorbs**?

Inspiration: _____ (12.1)

Exspiration: _____ (12.2)

Aufgrund welcher Veränderungen nähern sich im Alter beide Stellungen an?

a   b

_____

_____ (12.3)

Muskeln

[13] Die **Muskeln des Rumpfes** lassen sich in _____ (13.1) und _____ (13.2) Muskeln einteilen. Während letztere sich entwicklungsgeschichtlich aus dem _____ (13.3) (= ventraler Anteil des Myotoms) ableiten und von der Extremität bzw. dem Kopf auf den Rumpf wanderten, stammen die zuerst genannten Muskeln aus dem _____ (13.4) Anteil des Myotoms (= _____ (13.5)) und bestehen aus ortsständig entwickelten Muskelindividuen (_____ (13.6) Muskulatur), die in ihrer segmentalen Anordnung (= _____ (13.7)) noch an den Bauplan einfacherer Organismen erinnern. Im Bauchbereich verschmelzen diese segmentalen Muskeln zu großen, im Bereich der _____ (13.8) verbundenen Muskelplatten.

[14] Vervollständigen Sie die Tabelle zum **Verlauf und Innervation der Bauchmuskulatur**!

	Ursprung	Ansatz	Innervation
M. rectus abdominis			
M. obliquus externus abdominis			
M. obliquus internus abdominis			
M. transversus abdominis			

[15] Benennen Sie fünf **Funktionen der Bauchmuskulatur**:

- _____
- _____
- _____
- _____
- _____

(15.1): Welcher Vorgang bzw. welche Bewegung des Rumpfes wird von der reflektorischen Erschlaffung der Bauchmuskeln begleitet?

_____

_____

[16] Durch welche Strukturen wird die **Rektusscheide** gebildet und was versteht man unter **Aponeurosen**?

[17] In den beiden Abbildungen erkennen Sie die Fascia transversalis sowie die Bauchmuskulatur. Zeichnen Sie die Lage der **Rektusscheide** und die Verbindung zu den schrägen **Bauchmuskeln** sowie die **Line alba** ein!

a: oberer Bauchraum   b: unterer Bauchraum

[18] Wie heißt der Bereich des Übergangs zwischen den Verhältnissen im oberen und unteren **Bauchraum** und wo liegt er?

[19] Die _____ (19.1) **Rückenmuskulatur** bildet zwei große Stränge, die in Furchen rechts und links der _____ (19.2) eingebettet sind und durch die _____ (19.3) an der Wirbelsäule fixiert bzw. mit ihr gekoppelt sind. Die einzelnen, nicht immer klar voneinander zu trennenden Muskeln sind im _____ (19.4) Abschnitt der Wirbelsäule zu großen Muskeln verschmolzen, während _____ (19.5) eine Differenzierung in kleinere, gut voneinander getrennten Muskelindividuen zu beobachten ist. Die Muskeln werden aufgrund ihrer Innervation aus den _____ (19.6) und lateralen Ästen der _____ (19.7) der Spinalnerven in einen medialen und _____ (19.8) Trakt eingeteilt, die dann jeweils gemäß ihrer Verlaufsrichtung in unterschiedliche _____ (19.9) untergliedert werden. Die einzelnen Muskeln liegen in Schichten übereinander, wobei die am stärksten segmental organisierten Muskeln (Mm. _____ (19.10)) die tiefste Schicht bilden und direkt den Wirbelbögen aufliegen.

[20] Ergänzen Sie den folgenden Text über die **autochthone Rückenmuskulatur**!

Die Bezeichnung *M. erector spinae* deutet auf eine die Wirbelsäule _____ (20.1) Wirkung hin („aufrichten"). Bei _____ (20.2) Kontraktion vermitteln die _____ (20.3) verlaufenden Muskeln („Geradsystem") eine Seitenneigung des Thorax, während die quer zur Längsachse der Wirbelsäule orientierten Muskeln („Schrägsystem", *Mm. rotatores breves et longi*) eine _____ (20.4) vermitteln können. Ein hoher Gehalt an _____ (20.5) deutet auf rezeptive Funktionen dieser segmentalen, direkt den Wirbeln aufliegenden Muskeln hin. Bei der _____ (20.6) der Wirbelsäule bremsen die autochthonen Rückenmuskeln die Bewegung vor den Endpunkten ab, um Schäden vorzubeugen.

Nerven

[21] Beantworten Sie kurz die folgenden Fragen zu **Dermatomen**!

(21.1): Dermatome sind von großer Bedeutung bei der Höhendiagnostik von Rückenmarkschäden. Definieren Sie den Begriff Dermatom und erklären Sie, wie und woraus es sich entwickelt.

_____

_____

_____

(21.2): Die Kenntnis welcher Eigenschaften von Dermatomen ist hinsichtlich ihrer diagnostischen Aussagekraft wichtig?

_____

_____

_____

[22] Das Phänomen des **übertragenen Schmerzes** und die **HEAD-Zonen** werden in den folgenden Aussagen beschrieben. Entscheiden Sie, ob die einzelnen Aussagen richtig sind!

(22.1): ☐ richtig ☐ falsch
Der *viszerokutane Reflexbogen* wird als Grundlage für das Phänomen des übertragenen Schmerzes (´referred pain´) gedeutet, die tatsächliche Ursache bleibt jedoch weiter ungesichert.

(22.2): ☐ richtig ☐ falsch
Es wird davon ausgegangen, dass bei der Vermittlung motorischer Information Efferenzen aus den inneren Organen mit denen der Rumpfwand „verwechselt" und damit fehlgedeutet werden.

(22.3): ☐ richtig ☐ falsch
Erkrankungen der inneren Organe werden somit als Schmerz der Rumpfwand wahrgenommen, wobei der Schmerz in Dermatomen derjenigen Segmenthöhe wahrgenommen wird, in der die vegetativen Afferenzen verlaufen.

[23] Bauchhautreflexe sind physiologische _____ (23.1), die durch Bestreichen der Bauchhaut in drei Etagen ausgelöst bzw. überprüft werden können. Der Reflexbogen umfasst neben _____ (23.2) (Th7 – _____ (23.3)) auch zerebrale Bereiche, sodass sich Läsionen der Pyramidenbahnen in abgeschwächten oder fehlenden Bauchhautreflexen äußern können. Demgegenüber wird der Bauchdeckenreflex als ein _____ reflex (23.4) durch Reflexhammerschlag gegen den _____ (23.5) (_____ reflex (23.6)) ausgelöst. Der Analreflex verläuft über die Rückenmarkssegmente _____ (23.7), sein Fehlen kann Indiz für eine Konus-Kauda-Schädigung sein.

Blutgefäße

[24] Beantworten Sie kurz die folgenden Fragen zur **arteriellen Versorgung** der Brust- und Bauchwand!

(24.1): Wie werden die tiefen und oberflächlichen Muskeln mit Blut versorgt?

_____
_____
_____

(24.2): Welche Gefäße versorgen die Interkostalräume I und II? Nennen Sie die Gefäße, aus denen sie entspringen!

_____
_____
_____
_____

[25] Korrigieren Sie **4 Fehler** im folgenden Text zum Verlauf **interkostaler Gefäße und Nerven**, indem Sie die Fehler unterstreichen und unten die korrekten Formulierungen notieren:

N., A. und V. intercostalis verlaufen bis zur Axillarlinie im oder direkt unterhalb des Sulcus costae am Oberrand der jeweiligen Rippe. „VAN" beschreibt die relative Lage von Vene, Arterie und Nerv von lateral nach medial. Um Verletzungen dieser Leitungsbahnen zu vermeiden, wird daher bei Punktionen die Nadel ventral der Axillarlinie am Unterrand der Rippe eingeführt.

_____ (25.1)   _____ (25.3)

_____ (25.2)   _____ (25.4)

[26] Die Abbildung zeigt eine MRT-(T1)-diagnostizierte **Aortenisthmusstenose** mit höchstgradiger Einengung im Bereich des Aortenbogens. Nennen Sie den für die Versorgung der unteren Körperhälfte mit Blut wichtigen Kollateralkreislauf! Welches Gefäß spielt hier eine wichtige Rolle und wie ändert sich hierdurch der Blutfluss?

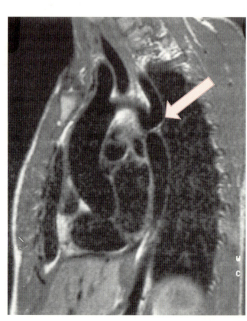

_____
_____
_____
_____

[27] Fügen Sie die angebotenen Venen in die richtigen Lücken im Text über die **epifaszial verlaufenden Gefäße** des Rumpfes ein:

V. femoralis; Hohlvenen; V. epigastrica superficialis; V. thoracoepigastrica; Caput medusae; V. portae hepatis; V. circumflexa ilium superficialis

Die _____ (27.1) verläuft an der vorderen Bauchwand und besitzt Anastomosen mit den *Vv. paraumbilicales* und der an der seitlichen Brust- und Bauchwand verlaufenden _____ (27.2). Die *V. epigastrica superficialis* mündet zusammen mit der _____ (27.3) und den *Vv. pudendae externae* in die _____ (27.4). Die *V. epigastrica* stellt so eine Verbindung beider _____ (27.5) her *(kavokavale Anastomose)* und besitzt darüber hinaus über die *Vv. paraumbilicales* Verbindungen zur _____ (27.6) *(portokavale Anastomose)*. Der mit Insuffizienz der Leber verbundene Rückstau des Blutes kann über die *portokavale Anastomose* zu einem sichtbaren Anschwellen der radial vom Nabel verlaufenden *Vv. paraumbilicales* führen (_____ (27.7)).

Topografische und angewandte Anatomie

[28] Benennen Sie die **topografischen Regionen** und Orientierungslinien der ventralen und dorsalen Rumpfwand in der gezeigten Abbildung:

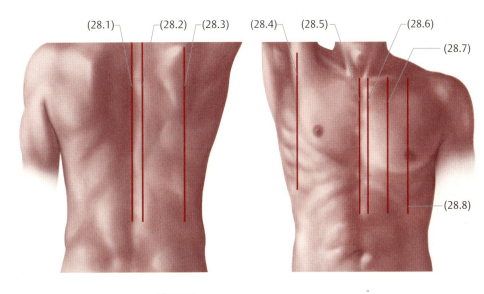

(28.1) _____

(28.2) _____

(28.3) _____

(28.4) _____

(28.5) _____

(28.6) _____

(28.7) _____

(28.8) _____

[29] Die Identifizierung der verschiedenen **Wirbel** und die Orientierung an der **Wirbelsäule** des Lebenden spielt eine wichtige Rolle bei der klinischen Untersuchung! Welche Orientierungspunkte sind hierbei wichtig?

[30] Das _____ (30.1) Blatt der **Fascia thoracolumbalis** befestigt sich an den *Processus spinosi* der unteren Brust- und oberen Lendenwirbel sowie an der *Facies dorsalis ossis sacri*, das tiefe Blatt spannt sich zwischen den *Processus costales*, den letzten Rippen und _____ (30.2) aus. Die Faszie bildet so zusammen mit den knöchernen Elementen einen osteofibrösen Kanal für den _____ (30.3), der in einer Rinne zwischen beiden Blättern liegt. Die Faszie dient der Rumpfmuskulatur als Ursprungspunkt und koppelt den _____ (30.4) fest an das knöcherne Achsenskelett, sodass bei dessen Kontraktion die Kraft auf den Rumpf übertragen wird und der Muskel sich nicht vom Rumpf abhebt.

[31] Identifizieren Sie die mit 31.1–31.6 beschrifteten Strukturen des schematisch von ventral abgebildeten rechten Leistenkanals (**Canalis inguinalis**)!

(31.1): vordere Wand
(31.2): hintere Wand
(31.3): Dach
(31.4): Boden

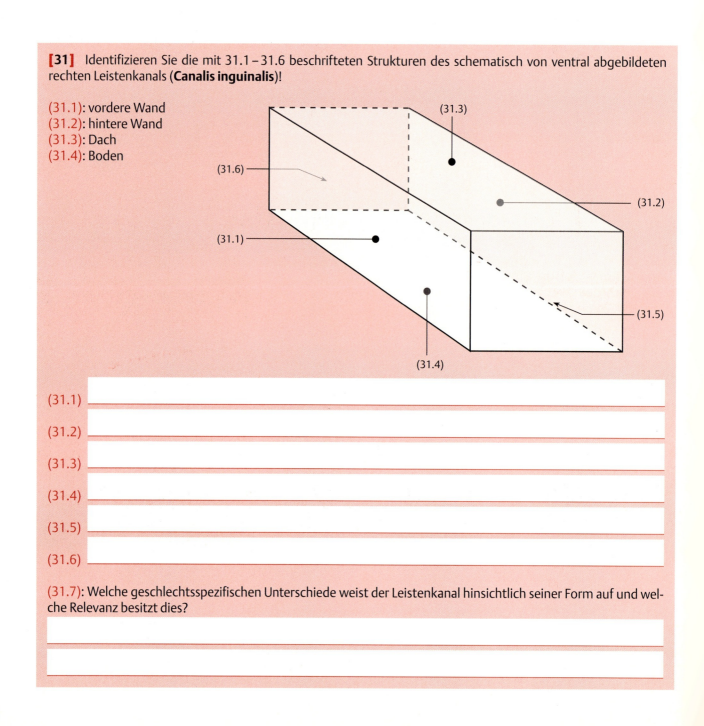

(31.1) _____
(31.2) _____
(31.3) _____
(31.4) _____
(31.5) _____
(31.6) _____

(31.7): Welche geschlechtsspezifischen Unterschiede weist der Leistenkanal hinsichtlich seiner Form auf und welche Relevanz besitzt dies?

[32] Was versteht man unter **Hernien** (angeboren, erworben) und worin besteht ihre klinische Bedeutung? Nennen Sie entsprechende Schwachstellen (Loci minores resistentiae) bzw. Hernien der Bauchwand:

_____

_____

_____

_____

[33] Beschriften Sie die Abbildung der Innenansicht der **vorderen Bauchwand**!

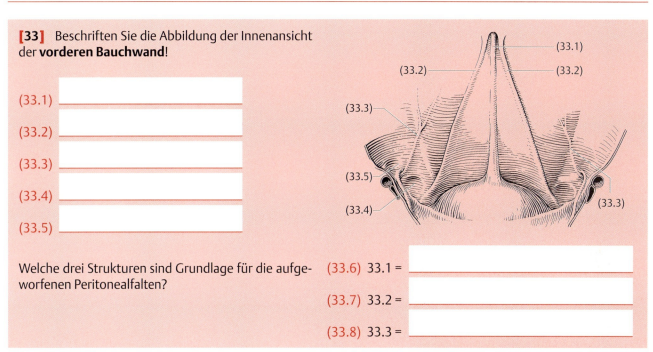

(33.1) _____

(33.2) _____

(33.3) _____

(33.4) _____

(33.5) _____

Welche drei Strukturen sind Grundlage für die aufgeworfenen Peritonealfalten?

(33.6) 33.1 = _____

(33.7) 33.2 = _____

(33.8) 33.3 = _____

[34] Beantworten Sie kurz folgende Fragen zur Abbildung der **Wirbelsäule**:

(34.1): Benennen Sie die abgebildeten, mit weißen Punkten gekennzeichneten Wirbelkörper und die mit Sternchen markierte Struktur!

_____

_____

(34.2): Welche pathologische Veränderung fällt Ihnen in der Abbildung der **Wirbelsäule** auf?

_____

(34.3): Welche Struktur bzw. Strukturen sind hier geschädigt?

_____

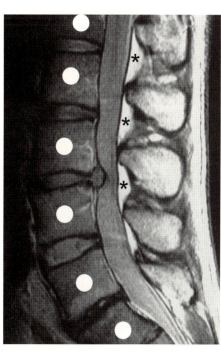

[35] Welches arterielle Gefäß ist aufgrund seines Verlaufs bei übermäßigen Bewegungen der **Halswirbelsäule** gefährdet? Beschreiben Sie den Verlauf und das Versorgungsgebiet! Welche klinisch wichtigen Kollateralen mit anderen Gefäßen existieren?

_____

_____

_____

3 Schultergürtel und obere Extremität

Knochen

[1] Beschriften Sie die wichtigsten Knochenpunkte der von kaudal gezeigten **Clavicula**!

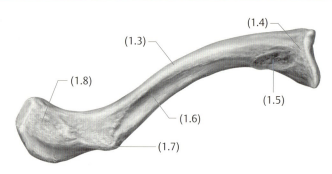

(1.1): Um die Clavicula welcher Seite handelt es sich? _____

(1.2): Wo finden sich am häufigsten Frakturen? _____

(1.3) _____   (1.6) _____

(1.4) _____   (1.7) _____

(1.5) _____   (1.8) _____

[2] Beschriften Sie die markierten Strukturen des **Schulterblatts**!

(2.1): Von welcher Seite ist die Scapula abgebildet? _____

(2.2): Welche Struktur kennzeichnet das Sternchen? _____

(2.3): Was versteht man unter Fossa subscapularis?

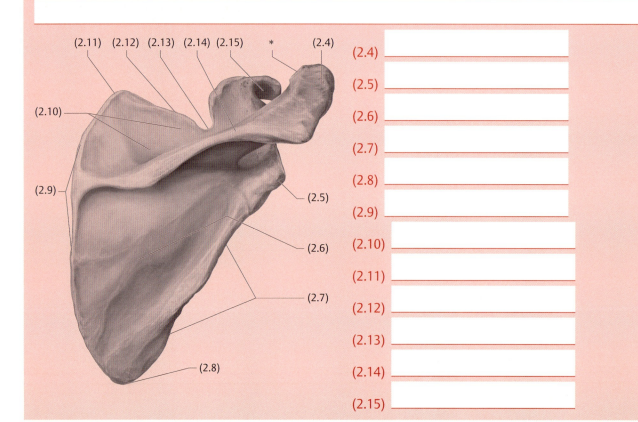

(2.4) _____
(2.5) _____
(2.6) _____
(2.7) _____
(2.8) _____
(2.9) _____
(2.10) _____
(2.11) _____
(2.12) _____
(2.13) _____
(2.14) _____
(2.15) _____

[3] Diskutieren Sie die **Konstruktion der Scapula** hinsichtlich ihrer mechanischen Belastbarkeit und der Verteilung von Knochenmaterial!

[4] Ordnen Sie den genannten Strukturen des **Humerus** folgende Lagekennzeichen zu:

V = ausschließlich in der vorderen Ansicht erkennbar
H = ausschließlich in der hinteren Ansicht erkennbar
VH = von beiden Seiten erkennbar

P = proximale Lokalisation
D = distale Lokalisation
IM = intermediäre Lokalisation

		V	H	VH	P	D	IM
(4.1)	Tuberculum minus						
(4.2)	Tuberculum majus						
(4.3)	Sulcus nervi radialis						
(4.4)	Fossa radialis						
(4.5)	Fossa olecrani						
(4.6)	Crista tuberculi minoris						
(4.7)	Crista tuberculi majoris						
(4.8)	Epicondylus medialis						
(4.9)	Sulcus intertubercularis						
(4.10)	Fossa coronoidea						
(4.11)	Tuberositas deltoidea						
(4.12)	Collum chirurgicum						
(4.13)	Collum anatomicum						
(4.14)	Epicondylus lateralis						
(4.15)	Trochea humeri						

[5] Nennen Sie Orte des **Längenwachstums des Humerus** unter Verwendung der in der Aufgabe 4 genannten Fachbegriffe. Wie wirken sich Verletzungen in diesen Bereichen aus?

[6] Ordnen Sie folgende Begriffe jeweils **Radius** (R) oder **Ulna** (U) zu!

(6.1): Tuberositas radii: _____

(6.2): Incisura trochlearis: _____

(6.3): Tuberositas ulnae: _____

(6.4): Tuberculum dorsale: _____

(6.5): Olecranon: _____

(6.6): Caput radii: _____

(6.7): Crista musculi supinatoris: _____

(6.8): Processus coronoideus: _____

(6.9): Incisura radialis: _____

(6.10): Processus styloideus: _____

(6.11): Incisura ulnaris: _____

[7] Identifizieren Sie in der Abbildung die markierten Strukturen der **Handwurzelknochen**!

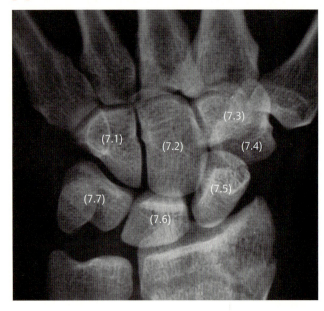

(7.1) _____

(7.2) _____

(7.3) _____

(7.4) _____

(7.5) _____

(7.6) _____

(7.7) _____

(7.8): Welcher Merksatz hilft Ihnen bei der Orientierung?

_____
_____

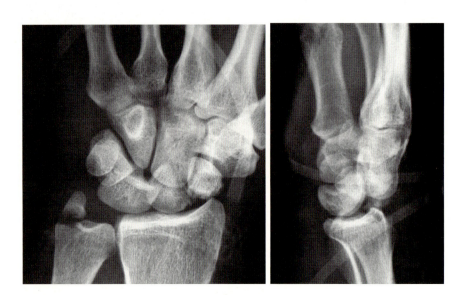

(7.9): Welche pathologischen Veränderungen in den beiden Patientenaufnahmen fallen Ihnen auf?

_____
_____
_____

Gelenke und Bänder

[8] Identifizieren Sie die im Schema eines Röntgenbildes (a.p.-Aufnahme) markierten Skelettanteile der **Schulter**!

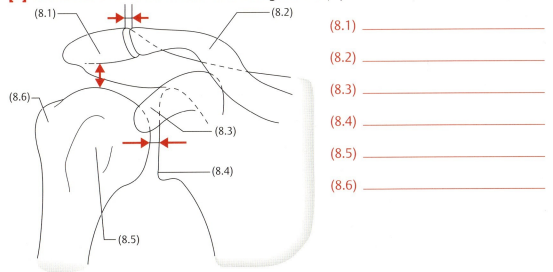

(8.1) _____

(8.2) _____

(8.3) _____

(8.4) _____

(8.5) _____

(8.6) _____

(8.7): Welche Strukturen sind mit Pfeilen gekennzeichnet (von oben nach unten)?

_____

_____

(8.8): Vergleichen Sie die Patientenaufnahme mit dem Schema der Aufgabe 8 und beschreiben Sie die offensichtliche pathologische Veränderung! Wie lautet ihr Befund?

_____

_____

_____

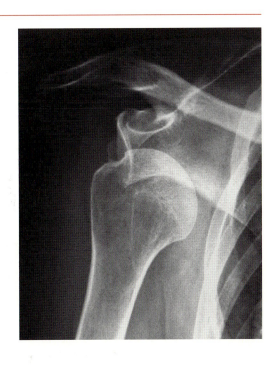

[9] Welche der Aussagen zum **Schultergelenk** trifft nicht zu?

☐ (9.1): Die Größe der Cavitas glenoidalis ist 4x kleiner als die der Gelenkfläche am Humerus!

☐ (9.2): Das Labrum glenoidale befestigt sich am Knochenrand und dient der Vergrößerung der Gelenkfläche!

☐ (9.3): Die Gelenkkapsel ist schlaff und durch Recessus erweitert!

☐ (9.4): Die Neigung der Cavitas glenoidalis gegenüber einer Vertikalen beträgt nach kranial 15°!

☐ (9.5): Am Humerus ist die Gelenkkapsel am Collum chirurgicum befestigt!

☐ (9.6): Die Knorpelschicht am Humerus ist zentral am dicksten!

☐ (9.7): Die Knorpelschicht der Cavitas glenoidalis ist peripher am dicksten!

[10] Identifizieren Sie die markierten, in Zusammenhang mit dem **Schultergelenk** stehenden Strukturen!

(10.1) _____

(10.2) _____

(10.3) _____

(10.4) _____

(10.5) _____

(10.6) _____

(10.7) _____

(10.8) _____

(10.9) _____

(10.10) _____

[11] Was wird als **Fornix humeri** bezeichnet, und welche Bedeutung besitzt er für die Bewegungsausschläge im Schultergelenk?

[12] Die **Bewegungen des Schultergelenks** erreichen erst durch Mitbewegungen des Schulterblatts ihren vollen Umfang! Schätzen Sie die Bewegungsumfänge (in °) aus der Neutral-Null-Stellung (hängender Arm):

Bewegung	Schultergelenk	Schultergelenk mit Bewegung in Schlüsselbeinstellung
Anteversion		
Retroversion		
Abduktion		
Adduktion		
Innenrotation		
Außenrotation		

[13] Was muss bei einer längeren **Ruhigstellung** des Schultergelenks beachtet werden?

[14] Benennen Sie die einzelnen **Gelenkanteile der Schulter** und beschreiben Sie die Gelenkart bzw. die Bewegungsmöglichkeit der Teilgelenke!

[15] Welche der genannten Strukturen befinden sich innerhalb **(I)** und welche außerhalb **(A)** der Gelenkkapsel des **Ellbogengelenks**?

(15.1): Epicondylus medialis ____

(15.2): Fossa olecrani ____

(15.3): Epicondylus lateralis ____

(15.4): Processus coronoideus ____

(15.5): Fossa radialis ____

(15.6): Fossa coronoidea ____

(15.7): Tuberositas radii ____

[16] Beschriften Sie die markierten Strukturen in beiden Schemata des **Ellbogengelenks**:

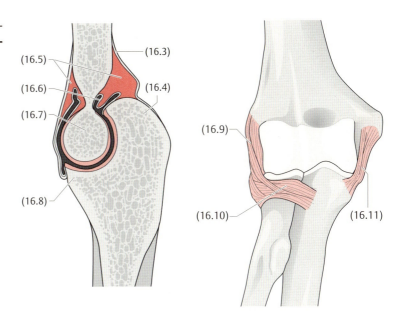

(16.1): Tragen Sie die Schnittebene der ersten Abbildung in das zweite Schema ein!

(16.2): Welches Teilgelenk der Articulatio cubiti ist im ersten Schema abgebildet?

_____

(16.3) _____

(16.4) _____

(16.5) _____

(16.6) _____

(16.7) _____

(16.8) _____

(16.9) _____

(16.10) _____

(16.11) _____

[17] Welche Strukturen bilden **Gelenkpfanne und -kopf** im proximalen Handgelenk?

(17.1): Pfanne _____

(17.2): Kopf _____

(17.3): Um welchen Gelenktyp handelt es sich? _____

[18] Welche der beiden Abbildungen zeigt die ventrale bzw. dorsale Ansicht der **Handwurzel**?

(18.1) _____

(18.2) _____

(18.1)   (18.2)

(18.3): Auf Kenntnis welcher Bandsysteme beruht Ihre Entscheidung? _____

_____

_____

Muskeln

[19] Beschreiben Sie den **Verlauf des M. biceps brachii** und diskutieren Sie seine funktionelle Bedeutung!

_____

_____

_____

_____

[20] Ordnen Sie den genannten Muskeln die zutreffenden **knöchernen Insertionen** zu:

Muskel	Insertion
M. brachioradialis	Processus styloideus radii
M. biceps brachii	Tuberositas ulnae
M. brachialis	Os metacarpale III
M. extensor carpi radialis longus	Olecranon ulnae
M. extensor carpi radialis brevis	Os metacarpale II
M. triceps brachii	Olecranon ulnae
M. anconeus	Radius
M. pronator teres	Tuberositas radii

[21] Ergänzen Sie den Lückentext über die **Beweglichkeit des Schulterblattes**:

Der *M. trapezius (pars* _____ (21.1)) und M. _____ (21.2) *(pars inferior)* bewirken synergistisch eine _____ (21.3) der *Scapula* nach außen. Der durch den _____ (21.4) *(Lig. coracoacromiale, Processus coracoideus Acromion)* begrenzte Bewegungsspielraum im Schultergelenk wird durch eine Drehung der *Scapula* erweitert und ermöglicht so eine _____ (21.5) des Arms über 90°.

[22] Der **Ausfall** welchen Muskels bzw. die **Verletzung** welchen Nervs lässt sich durch Anstemmen der ausgestreckten Arme gegen eine Wand nachweisen? Beschreiben Sie Ursprung und Ansatz bzw. Verlauf und Innervation des Muskels!

_____
_____
_____
_____

[23] Identifizieren Sie die im Schema des **MRT-Bildes der Schulter** markierten Strukturen!

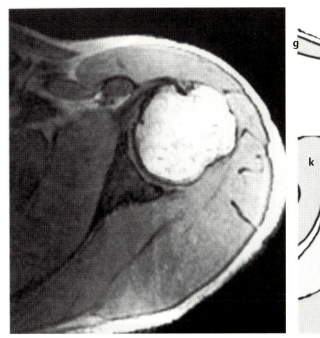
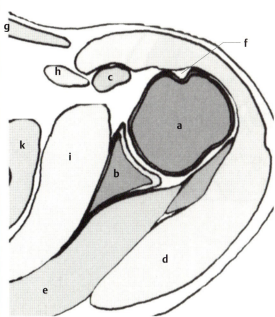

a-(23.1) _____

b-(23.2) _____

c-(23.3) _____

d-(23.4) _____

e-(23.5) _____

f-(23.6) _____

g-(23.7) _____

h-(23.8) _____

i-(23.9) _____

k-(23.10) _____

Die nebenstehende MRT-Aufnahme stammt von einer 53-jährigen Patientin, die beim Anheben eines schweren Möbelstücks eine Woche zuvor Schmerzen im Oberarm und Schultergürtel verspürte und eine Kraftminderung bei der Armflektion beklagt. Welcher Muskel ist betroffen und wie lautet die Diagnose?

(23.11): **MRT-Befund:** _____

(23.12): **Diagnose:** _____

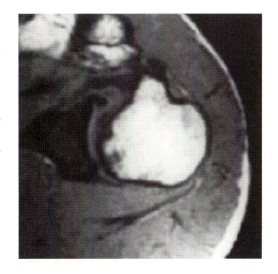

[24] Nennen Sie **Muskeln**, die die genannten **Funktionen** vermitteln:

Palmarflexion in den Handgelenken	(24.1):
Dorsalextension in den Handgelenken	(24.2):
ulnare Abduktion	(24.3):
radiale Abduktion	(24.4):

[25] Tragen Sie die genannten Muskeln des **Thenar/Hypothenar** als schmale Streifen in die nebenstehende Abbildung ein!

1-M. abductor pollicis brevis
2-M. adductor pollicis
3-M. flexor pollicis brevis
4-M. opponens pollicis
5-M. abductor digiti minimi
6-M. flexor digiti minimi
7-M. opponens digiti minimi

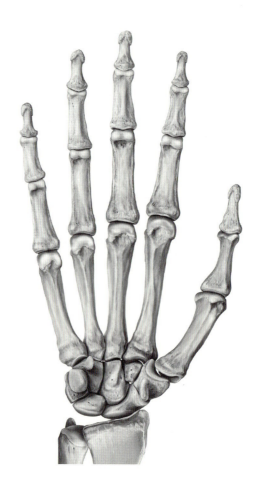

[26] Korrigieren Sie **6 Fehler** im folgenden Text zu **Verlauf, Funktion und Innervation der Mm. lumbricales**, indem Sie die Fehler unterstreichen und unten die korrekten Formulierungen notieren:

Die Mm. lumbricales I – IV entspringen von den ulnaren Seiten der Sehnen des M. extensor digitorum profundus und besitzen damit einen „transportablen" Ursprung. Sie verlaufen auf die Dorsalseite, wo sie in den Dorsalaponeurosen des 1. – 3. Fingers inserieren. Dieser Verlauf ermöglicht eine Flexion der Fingerendgelenke und eine Extension der Grund- und Mittelgelenke. Die Innervation erfolgt aus dem N. medianus und N. radialis.

_____ (26.1)   _____ (26.4)
_____ (26.2)   _____ (26.5)
_____ (26.3)   _____ (26.6)

[27] Beschriften Sie das Schema zu den **Bewegungsmöglichkeiten des Daumens**!

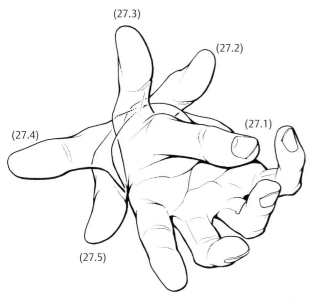

(27.1) _____

(27.2) _____

(27.3) _____

(27.4) _____

(27.5) _____

Nerven

[28] Beschriften Sie das abgebildete Schema zur **Umverteilung afferenter Nervenfasern**:

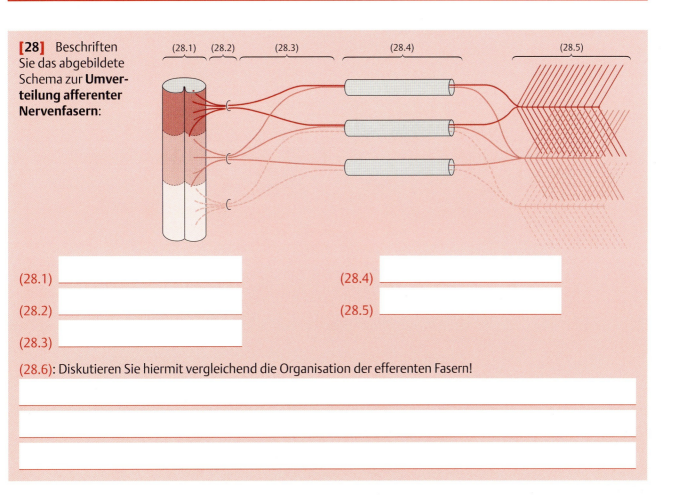

(28.1) _____

(28.2) _____

(28.3) _____

(28.4) _____

(28.5) _____

(28.6): Diskutieren Sie hiermit vergleichend die Organisation der efferenten Fasern!

[29] Ordnen Sie die folgenden Elemente des **Plexus brachialis** in die richtige Reihenfolge von proximal nach distal:

A – Fasciculi
B – Trunci
C – Rr. ventrales
D – Divisiones (anteriores und posteriores)
E – Armnerven

Lösung: _____

[30] Schädigungen des **Plexus brachialis** sind oft Kompressionssyndrome! Beschriften Sie die Abbildung und benennen Sie die mit a – c bezeichneten Engstellen der Plexuslokalisation:

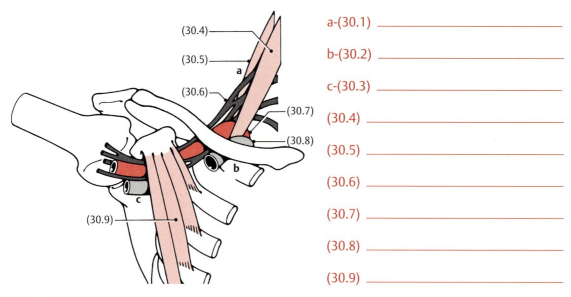

a-(30.1) _____

b-(30.2) _____

c-(30.3) _____

(30.4) _____

(30.5) _____

(30.6) _____

(30.7) _____

(30.8) _____

(30.9) _____

[31] Vervollständigen Sie die Tabelle zur Organisation des **Plexus brachialis** und ordnen Sie den aus dem Armplexus hervorgehenden Nerven Faszikel, Trunci und Wurzelsegmente zu:

Armnerven	Fasciculi mit Ableitung aus Trunci	Trunci	Wurzelsegmente
N. axillaris			
N. musculocutaneus			
N. radialis			
N. ulnaris			
N. medianus			

[32] Beinhaltet der **Plexus brachialis** auch vegetative Fasern (sympathisch, parasympathisch) und wenn ja welche?

[33] Welche **Nerven** verlaufen in unmittelbarer Nachbarschaft des Humerus oder Schultergürtels und sind daher bei **Frakturen** besonders gefährdet?

[34] Benennen Sie die Ursprünge folgender **Hautnerven**:

Ursprungsnerv	Hautnerv
(34.1):	N. cutaneus brachii lat. sup.
(34.2):	N. cutaneus brachii lat. inf.
(34.3):	N. cutaneus brachii med.
(34.4):	N. cutaneus antebrachii lat.
(34.5):	N. cutaneus antebrachii med.
(34.6):	Nn. digitales palmares communes und proprii

[35] Was versteht man unter **Autonom-** und **Maximalgebiet** eines Hautnervs?

[36] Benennen Sie die **Segmentzugehörigkeit** folgender Muskeln (Myotome) und Hautbereiche (Dermatome):

Kennmuskeln	Myotome
M. biceps brachii	
M. brachioradialis	
M. triceps brachii	
Fingerbeuger, kleine Handmuskeln	

Finger	Dermatome
Daumen	
Mittelfinger	
Kleinfinger	
Ellbogen	

[37] Verbinden Sie die in der mittleren Reihe dargestellten **Lähmungsbilder** durch Striche mit den jeweils entsprechenden Arealen des Sensibilitätsverlustes auf der Vorder- und Rückfläche der Hand!

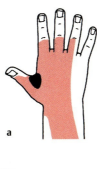
a

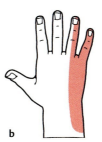
b

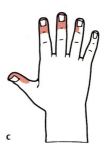
c

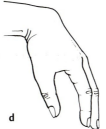
d

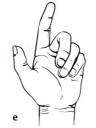
e

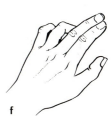
f

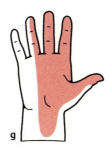
g

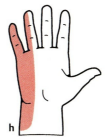
h

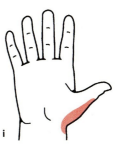
i

(37.1): Wie heißen diese Lähmungsbilder (d, e, f)? _____

(37.2): Auf die Beeinträchtigung welchen Nervenastes deutet der in der ersten Abbildung dunkel markierte Bereich hin?

[38] Die „**Zwei-Punkte-Diskrimination**" ist von wichtiger diagnostischer Bedeutung.

(38.1): Worum handelt es sich dabei? _____

Tragen Sie die Mittelwerte (in mm) in die Grafik ein:

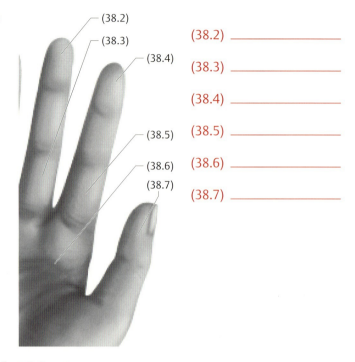

(38.2) _____

(38.3) _____

(38.4) _____

(38.5) _____

(38.6) _____

(38.7) _____

(38.8): Vergleichen Sie die Werte mit denen des Rückens!

(38.9): Welcher Wert im Bereich der Fingerspitze kann klinisch auf eine Nervenschädigung hinweisen?

Blutgefäße

[39] Identifizieren Sie die oberflächlichen **venösen Gefäße** der oberen Extremität aufgrund ihres Verlaufs!

(39.1): Verbindet V. cephalica mit V. basilica in der Ellenbeuge:

(39.2): Beginnt auf ulnarer Seite des Handrückens, läuft auf der medialen Beugeseite des Unterarms zur Ellenbeuge und durchbricht am Hiatus basilaris die Fascia brachii:

(39.3): Beginnt an Dorsalfläche des Daumens, verläuft auf radialer Seite des Unterarms, verläuft im Sulcus bicipitalis lateralis und Sulcus deltoideopectoralis:

(39.4): Inkonstanter Zufluss zur V. cephalica: _____

(39.5): Was versteht man unter „Rollvenen"? _____

[40] Beschreiben Sie den generellen Verlauf der **tiefen Venen** der oberen Extremität!

_____
_____
_____

[41] Identifizieren Sie **arterielle Gefäße** aufgrund ihres Versorgungsgebiets:

(41.1): Brustdrüse, M. serratus anterior:
_____

(41.2): Clavicula, M. subclavius, M. deltoideus, Mm. pectorales:
_____

(41.3): M. latissimus dorsi, M. teres major, M. serratus ant.:
_____

(41.4): Schultergelenk, M. deltoideus:
_____

(41.5): Gelenkkapsel, M. deltoideus, Caput longum musculi triceps:
_____

[42] Nennen Sie 4 miteinander **anastomosierende Gefäße** der Schulterregion:

- _____ – _____   • _____ – _____
- _____ – _____   • _____ – _____

(42.1): Beschreiben Sie kurz deren klinische Relevanz:

_____
_____

[43] Ordnen Sie die **Abgänge** (Regelfall) der A. subclavia, A. axillaris und A. brachialis in die korrekte Reihenfolge von proximal nach distal:

A – A. thoracica superior
B – A. thoracoacromialis
C – A. vertebralis
D – A. carotis communis
E – A. thoracica interna
F – Truncus thyrocervicalis
G – Truncus costocervicalis

H – A. circumflexa humeri posterior
I – A. circumflexa humeri anterior
K – A. thoracodorsalis
L – A. collateralis ulnaris superior
M – A. subscapularis
N – A. thoracica lateralis
O – A. profunda brachii

Lösung: _____

[44] Was ist die Konsequenz der **Unterbindung der A. brachialis** distal des Abgangs der A. profunda brachii?

[45] Beschriften Sie die markierten Strukturen zur **Blutversorgung des Unterarms**:

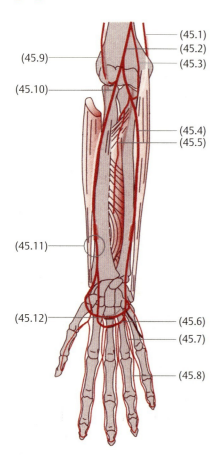

(45.1) _____

(45.2) _____

(45.3) _____

(45.4) _____

(45.5) _____

(45.6) _____

(45.7) _____

(45.8) _____

(45.9) _____

(45.10) _____

(45.11) _____

(45.12) _____

[46] Nennen Sie die **arterielle Versorgung des Os scaphoideum**! Worin besteht die klinische Bedeutung?

Lymphgefäße und Lymphknoten

[47] Was versteht man unter dem Plexus lymphaticus axillaris bzw. unter „**Lymphknotenetagen**" (Levels I – III)?

[48] Welche **Lymphknoten des Halses** sammeln Lymphe aus der Axillargegend, dem Bereich der Brustdrüse und sind über die Lnn. mediastinales anteriores mit der Oberbauchregion verbunden? Welche klinische Relevanz besitzt dies?

Topografische und angewandte Anatomie

[49] Was ist die **A. brachialis superficialis** und worin besteht ihre klinische Relevanz?

_____

_____

[50] Benennen Sie den Leitmuskel bzw. den Inhalt der jeweiligen **Gefäß-Nerven-Straße**:

Gefäß-Nerven-Straße	Leitmuskel	Inhalt
radiale Gefäß-Nerven-Straße		
ulnare Gefäß-Nerven-Straße		
mittlere Gefäß-Nerven-Straße		
dorsale Zwischenknochenstraße		
volare Zwischenknochenstraße		

[51] Welche der folgenden Strukturen verlaufen <u>nicht</u> durch den Canalis carpi?
- ☐ N. medianus
- ☐ A. ulnaris
- ☐ Sehne des M. flexor digitorum prof.
- ☐ Sehne des M. flexor pollicis longus
- ☐ Sehne des M. flexor digitorum sup.
- ☐ N. ulnaris
- ☐ Sehne des M. palmaris longus

[52] Beschriften Sie den Querschnitt des **Humerus** (in der Ansicht von unten):

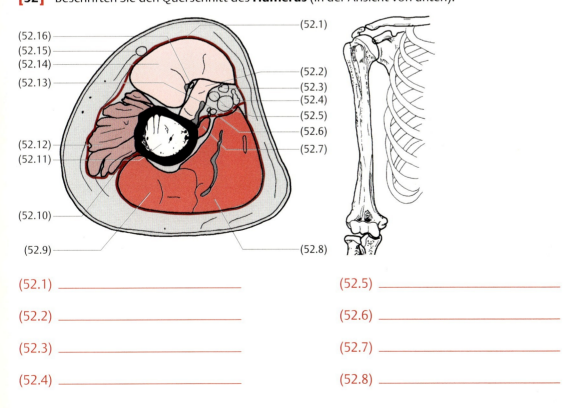

(52.1) _____ (52.5) _____

(52.2) _____ (52.6) _____

(52.3) _____ (52.7) _____

(52.4) _____ (52.8) _____

(52.9) _____   (52.13) _____

(52.10) _____   (52.14) _____

(52.11) _____   (52.15) _____

(52.12) _____   (52.16) _____

(52.17): Zeichnen Sie am Humerus (rechte Abbildung) die Stelle ein, die dem Querschnitt entspricht.

[53] Was versteht man unter der **„Tabatière"** und worauf deuten Schmerzen in diesem Bereich hin?

[54] Durch welche **Sehnenfächer** (1 – 6) ziehen die Sehnen folgender Muskeln?

(54.1): M. extensor digitorum: _____

(54.2): M. extensor indicis: _____

(54.3): M. extensor pollicis longus: _____

(54.4): M. abductor pollicis longus: _____

(54.5): M. extensor pollicis brevis: _____

(54.6): M. extensor carpi radialis longus und brevis: _____

(54.7): M. extensor digiti minimi: _____

(54.8): M. extensor carpi ulnaris: _____

4 Becken und untere Extremität

Knochen

[1] Beschriften Sie die nebenstehende Abbildung der **Hüftbeine**!

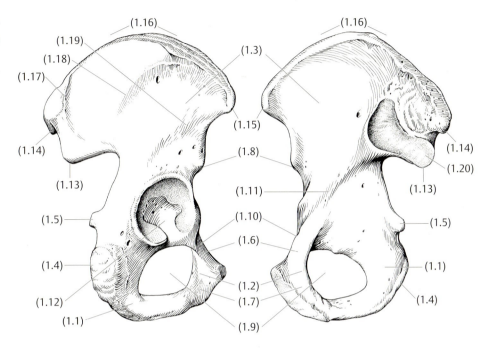

(1.1) _____
(1.2) _____
(1.3) _____
(1.4) _____
(1.5) _____
(1.6) _____
(1.7) _____
(1.8) _____
(1.9) _____
(1.10) _____

(1.11) _____
(1.12) _____
(1.13) _____
(1.14) _____
(1.15) _____
(1.16) _____
(1.17) _____
(1.18) _____
(1.19) _____
(1.20) _____

(1.21): Welche Abbildung zeigt die Ansicht von medial und welche von lateral?

[2] Welche Struktur markiert die **Grenze zwischen kleinem und großem Becken**?

[3] Benennen Sie die im nebenstehenden Schema markierten **Linien** und deren Länge:

(3.1) _____

(3.2) _____

(3.3) _____

(3.4) _____

(3.5) _____

(3.6): Welches ist der kürzeste Durchmesser des **Beckeneingangs**?
_____

(3.7): Wovon hängt die Größe von „(3.5)" ab?
_____

[4] Ordnen Sie die genannten Begriffe dem **Becken** der Frau bzw. dem des Mannes zu.

	♀	♂
Foramina obturata quer eingestellt		
Foramina obturata längs eingestellt		
Angulus subpubicus		
Arcus pubicus		
Distantia intercristalis (groß)		
Distantia intercristalis (klein)		
Darmbeinschaufeln steil eingestellt		
Darmbeinschaufeln flach eingestellt		

(4.1): Durch Anlegen welcher Finger wird der **Arcus pubicus** bestimmt und wie viel Grad beträgt er?
_____

(4.2): Durch Anlegen welcher Finger wird der **Angulus subpubicus** bestimmt und wie viel Grad beträgt er?
_____

[5] Der **Winkel** zwischen der Ebene durch den **Beckeneingang** und der Horizontalebene wird als _____ (5.1) (_____ (5.2) pelvis) bezeichnet und beträgt ca. _____° (5.3).

[6] Beschriften Sie die beiden Abbildung des **Femurs**!

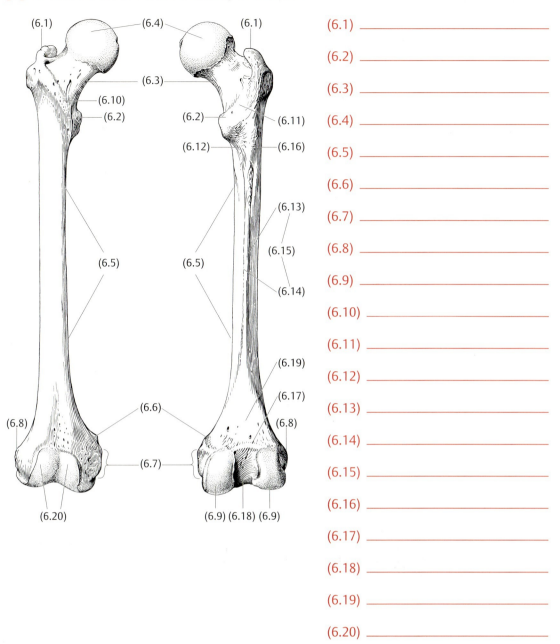

(6.1) _____
(6.2) _____
(6.3) _____
(6.4) _____
(6.5) _____
(6.6) _____
(6.7) _____
(6.8) _____
(6.9) _____
(6.10) _____
(6.11) _____
(6.12) _____
(6.13) _____
(6.14) _____
(6.15) _____
(6.16) _____
(6.17) _____
(6.18) _____
(6.19) _____
(6.20) _____

(6.21): Welches Schema repräsentiert die Ansicht von vorne und welches von hinten?

_____

[7] Ordnen Sie die **Schenkelhalswinkel** (Collum-Corpus-Winkel) den drei Altersstadien zu:

3-jähriges Kind	126°
Erwachsener	120°
alter Mensch	145°

(7.1): Worin liegt die Bedeutung des Collum-Corpus-Winkels?

_____
_____

(7.2): Was versteht man unter der Coxa valga und vara?

_____
_____

Becken und untere Extremität

[8] Beschriften Sie die Schemata der **Unterschenkelknochen**:

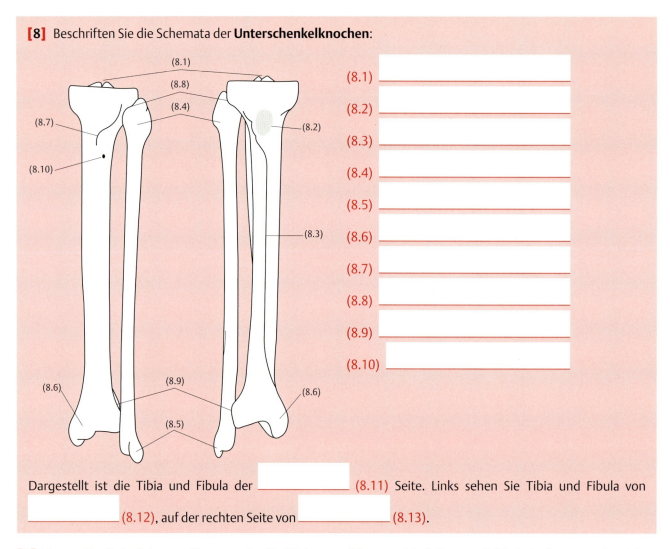

(8.1) _____
(8.2) _____
(8.3) _____
(8.4) _____
(8.5) _____
(8.6) _____
(8.7) _____
(8.8) _____
(8.9) _____
(8.10) _____

Dargestellt ist die Tibia und Fibula der _____ (8.11) Seite. Links sehen Sie Tibia und Fibula von _____ (8.12), auf der rechten Seite von _____ (8.13).

[9] Tragen Sie die knöchernen Elemente der fünf **Zehenstrahlen** vom Vorfuß zum Rückfuß ein, beginnend mit dem Großzehenstrahl!

1.				
2.	Os metatarsale II			
3. Os digitorum III		Os cuneiforme laterale		
4.				
5.				

Gelenke und Bänder

[10] Beide _____ (10.1) (Ossa coxae) und das _____ (10.2) (Os _____ (10.3)) sind mit zwei _____ (10.4) und der _____ (10.5) zum **Beckengürtel** verbunden.

[11] Was versteht man allgemein unter einer **Symphyse**?

_____
_____

[12] Beschriften Sie die abgebildeten **Bandstrukturen am Femur**!

(12.1) _____

(12.2) _____

(12.3) _____

(12.4) _____

(12.5) _____

(12.6): Welche Orientierungspunkte gibt es an der Vorder- und Rückseite?

_____

[13] Beantworten Sie folgende Fragen zu den **Hüftgelenksbändern**:

(13.1): Schildern Sie kurz den Verlauf der extrakapsulären Hüftgelenksbänder!

(13.2): Welche Bewegungen des Hüftgelenks werden durch diese gehemmt?

(13.3): In welcher Lage des Femurs ist das Hüftgelenk entspannt?

[14] Schildern Sie den Verlauf (U, A) des **Lig. capitis femoris**! Worin besteht seine tatsächliche Bedeutung beim Erwachsenen bzw. was ist seine klinische Relevanz?

_____

_____

[15] Welche der folgenden Beschreibungen des Kniegelenks ist <u>nicht</u> richtig?

☐ A – Das Kniegelenk ist das größte Gelenk des menschlichen Körpers.

☐ B – Beim Kniegelenk handelt es sich um ein Getriebegelenk, einer Sonderform des transportablen Drehscharniergelenks.

☐ C – Die Beugungsbewegung setzt sich aus einer Abroll- und Gleitbewegung zusammen.

☐ D – Im gestreckten, aber nicht im gebeugten Zustand ist eine Rotation möglich.

☐ E – Die Gelenkkapsel ist schlaff und weit und wird durch Bänder verstärkt.

[16] Welche drei besonderen Einrichtungen besitzt das **Kniegelenk**?

• _____

• _____

• _____

[17] Welche der genannten **Schleimbeutel (Bursae synoviales) des Kniegelenks** kommunizieren mit dem Gelenkraum?

☐ Bursa subcutanea prepatellaris,
☐ Bursa infrapatellaris profunda
☐ Bursa suprapatellaris

[18] Erklären Sie die intrakapsuläre und extraartikuläre Lage der **Kreuzbänder**:

___
___
___

[19] Beantworten Sie die Fragen zu den **Kollateralbändern des Knies**:

(19.1): Nennen Sie die Kollateralbänder des Knies!
___

(19.2): Wie verlaufen sie und welche Verbindungen zu anderen Strukturen des Knies existieren?
___

(19.3): Welche klinische Relevanz besitzt dies?
___

(19.4): Welche Bewegungen führen zu einer Spannung bzw. Erschlaffung der genannten Bänder?
___

[20] Vervollständigen Sie die Tabelle zum **Verlauf der Kreuzbänder**:

	Ursprung	Ansatz
Lig. cruciatum _____		Condylus lateralis femoris (innen)
Lig. cruciatum _____		

[21] Worin besteht die **Funktion der Kreuzbänder** und wie verhalten sie sich bei Beugung/Streckung und Rotation im Kniegelenk?

[22] Benennen und beschreiben Sie die abgebildeten **Stabilitäts- bzw. Funktionstests am Kniegelenk** und geben Sie an, auf Schädigung welcher Strukturen ein jeweils positiver Befund hindeutet:

(22.1) _____

_____

_____

(22.2) _____

_____

_____

(22.3) _____

_____

_____

(22.4) _____

_____

_____

[23] MRT-Anatomie des Kniegelenks: sagittale Schnittführung. Benennen Sie die markierten Strukturen und diskutieren Sie die in der mittleren und rechten Abbildung dargestellten pathologischen Veränderungen!

(23.1) _____

(23.2) _____

(23.3) _____

(23.4) _____

[24] Wie kommt es zu Bewegungen in den gelenkigen **Verbindungen zwischen Tibia und Fibula**?

[25] Beim **oberen Sprunggelenk** handelt es sich um ein _____ (25.1) mit einer _____ (25.2) verlaufenden Gelenkachse. Der Bewegungsumfang zwischen maximaler Dorsal- und Plantarflexion beträgt _____° (25.3). Bei der Dorsalflexion schiebt sich die im vorderen Bereich breitere _____rolle (25.4) zwischen die Malleolengabel.

[26] Tragen Sie in das linke Schema die medialen und in das rechte Schema die lateralen **Kollateralbänder** bzw. die **Verbindungen zwischen Tibia und Fibula** ein!

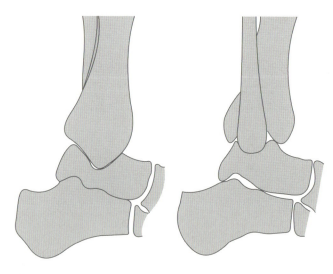

(26.1): Was versteht man unter dem Ligamentum deltoideum?

_____

[27] Benennen Sie die abgebildeten **Bandsysteme des Fußes**:

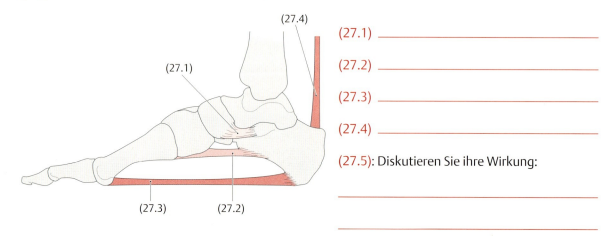

(27.1) _____

(27.2) _____

(27.3) _____

(27.4) _____

(27.5): Diskutieren Sie ihre Wirkung:

_____

_____

Muskeln

[28] Diskutieren Sie die Wirkung des **M. iliopsoas** auf Extremität und Rumpf unter Verwendung der Begriffe *Punctum fixum* und *Punctum mobile*!

[29] Welcher Muskel wird mit den Begriffen **„Sprintermuskel"** und **„Zuggurtung"** assoziiert und was bedeutet dies? Erläutern Sie Verlauf und Funktion des Muskels!

_____
_____
_____
_____

[30] Vervollständigen Sie die Tabelle und diskutieren kurz die Wirkung der einzelnen **Muskeln** auf das **Hüftgelenk**!

Muskel	Ursprung	Ansatz	Wirkung/Funktion
M. quadriceps femoris			
	Spina iliaca ant. inf.		
	Femur (Labium lat. lineae asperae)	mit Lig. patellae an Tuberositas tibiae	
M. vastus intermedius			
	Wirbelkörper T12 – L4 Proc. costarii	Trochanter minor femoris	
	Fossa iliaca		
M. gluteus maximus			
	Os ilium (zwischen) Linea glutea ant. u. inf.		
		Trochanter major	
M. adductor magnus			
M. pectineus		Linea pectinea	
	Tuber ischiadicum	Pes anserinus	

[31] Zeichnen Sie in die schematische Abbildung der **dorsalen Hüftansicht** folgende Muskeln als Linien ein und beschriften Sie die Knochenpunkte a, b, c, d. Heben Sie ventral entspringende Muskeln durch Strichelung hervor!

M. piriformis – M. obturatorius ext. et int. – M. quadratus femoris – M. gemellus sup. et inf.

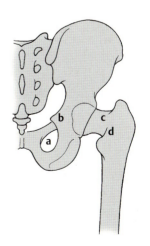

a-(31.1) _____

b-(31.2) _____

c-(31.3) _____

d-(31.4) _____

[32] Nennen Sie die drei für die **Innervation der Oberschenkelmuskulatur** wichtigen Nerven: *[*im Hüftgelenk; **Ausnahme: Caput breve, M. biceps femoris; ***z.T. Doppelinnervation]*

ventrale Muskelgruppe **Extensoren***	dorsale Gruppe **Flexoren***	mediale Gruppe **Adduktoren***
(32.1):	** (32.2):	*** (32.3):

[33] Welche Muskeln bzw. **Muskelgruppen der unteren Extremität** arbeiten gegen das Körpergewicht und sind daher besonders stark ausgeprägt?

- _____
- _____
- _____

[34] Was bezeichnet man als **Pes anserinus** superficialis und profundus?

- _____
- _____

[35] Welcher zweigelenkige **Muskel des Oberschenkels** ist Außenrotator im Hüft- und Innenrotator im Kniegelenk und wie wird er innerviert?

_____

[36] Tragen Sie in das Schema die **Ursprungsfelder der Adduktoren** des Oberschenkels ein:

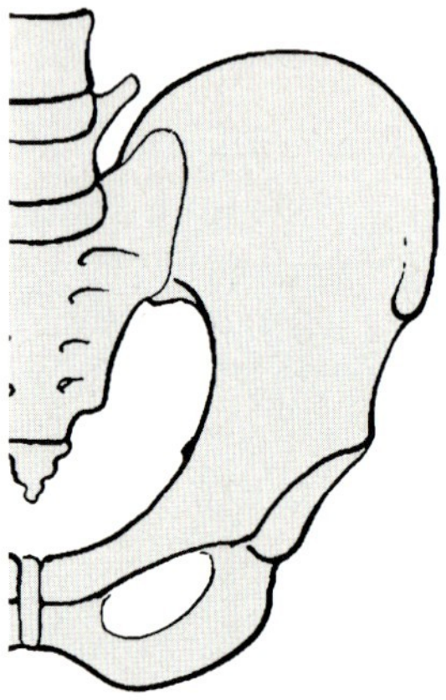

(36.1): Beschreiben Sie ihre Funktion:

_____

_____

_____

(36.2): Welcher dieser Muskeln ist ein wichtiger Strecker im Hüftgelenk und warum?

_____

_____

[37] Benennen Sie die abgebildete **Muskelgruppe** bzw. die einzelnen Muskeln und ihre markierten Ursprungs- und Ansatzpunkte!

(37.1) _____

(37.2) _____

(37.3) _____

(37.4) _____

(37.5) _____

(37.6) _____

(37.7) _____

(37.8) _____

(37.9) _____

(37.10): Welches ist der einzige Außenrotator im Kniegelenk?

_____

---

[38] Identifizieren Sie die **Unterschenkelmuskeln** aufgrund ihres Ansatzes:

(38.1): Endphalangen II – V = _____

(38.2): plantare Fläche Os cuneiforme med./Os metatarsale I = _____

(38.3): Endphalanx I, plantare Fläche = _____

(38.4): Tuberositas ossis metatarsalis V = _____

(38.5): Dorsalaponeurose II – V = _____

(38.6): Tuberositas ossis naviculare, Os cuneiforme mediale = _____

(38.7): Tendo calcaneus = _____

---

[39] Ein 23-jähriger Patient, bei dem sich während des Geräteturnens vor 6 Monaten eine schmerzhafte Schwellung im Oberschenkelbereich entwickelte, weist einen tastbaren Knoten im betroffenen Bereich auf. Zum Ausschluss eines Weichteiltumors wird ein **MRT des Oberschenkels** vorgenommen. Lokalisieren Sie die Schädigung und identifizieren Sie den betroffenen Muskel! Wie lautet Ihre Diagnose?

(39.1): Veränderung:

_____

_____

(39.2): Diagnose:

_____

_____

4

Becken und untere Extremität

[40] Ordnen Sie den betreffenden Muskeln die jeweiligen **Bewegungsmöglichkeiten in den Sprung- und Fußgelenken** zu!

	Dorsal-flexion	Plantar-flexion	Pronation	Supination
M. tibialis ant.				
M. ext. digit. longus				
M. ext. hallucis longus				
M. fibularis longus				
M. fibularis brevis				
M. triceps surae				
M. tibialis post.				
M. flexor digit. longus				
M. flexor hallucis longus				

[41] Identifizieren Sie die einzelnen **Fußmuskeln** und diskutieren Sie die nicht direkt aus dem Namen des Muskels ableitbaren Funktionen:

(41.1) _____

(41.2) _____

(41.3) _____

(41.4) _____

(41.5) _____

(41.6) _____

(41.7) _____

(41.8) _____

(41.9) _____

(41.10) _____

(41.11) _____

(41.12) _____

(41.13) _____

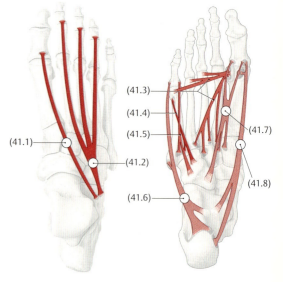

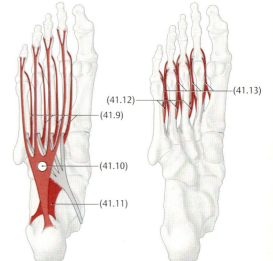

Nerven

[42] Nennen Sie die die einzelnen Bereiche der Glutealregion versorgenden **Hautnerven** und benennen Sie ihren Ursprung!

(42.1): kranial = _____

(42.2): lateral = _____

(42.3): medial = _____

(42.4): kaudal = _____

[43] Nennen Sie jeweils die vom Nerv **innervierten Muskeln**:

(43.1): N. gluteus sup. = _____

(43.2): N. gluteus inf. = _____

(43.3): N. obturatorius = _____

(43.4): N. femoralis = _____

[44] Beschreiben Sie den **Verlauf des N. fibularis** communis und seiner Äste! Wie äußert sich eine Lähmung des Nervs?

_____

_____

_____

[45] Beantworten Sie die folgenden Fragen zum Schema einer **Ausfallserscheinung**:

(45.1): Beschreiben Sie das Schema und identifizieren Sie die Ausfallserscheinung!

_____

_____

(45.2): Welche Körperseite bzw. Extremität ist betroffen?

_____

(45.3): Welcher Nerv bzw. welche Muskeln sind in diesem Zusammenhang wichtig?

_____

[46] Identifizieren Sie die sensibel innervierenden Nerven der markierten **Hautbezirke:**

(46.1) _____

(46.2) _____

(46.3) _____

(46.4) _____

(46.5) _____

(46.6) _____

(46.7) _____

(46.8) _____

(46.9) _____

(46.10) _____

(46.11) _____

(46.12) _____

(46.13) _____

(46.14) _____

(46.15) _____

(46.16) _____

(46.17) _____

(46.18) _____

(46.19) _____

(46.20) _____

(46.21) _____

(46.22) _____

[47] Ein **Sensibilitätsausfall** in welchem Gebiet deutet auf eine Schädigung des ...?

(47.1): N. obturatorius = _____

(47.2): N. fibularis profundus = _____

[48] Über welche Rückenmarksegmente verlaufen folgende **Reflexe**? Geben Sie an, ob es sich jeweils um Fremd- (F) oder Eigenreflexe (E) handelt!

(48.1): Kremasterreflex = _____

(48.2): Analreflex = _____

(48.3): Plantarreflex = _____

(48.4): Patellarsehnenreflex = _____

(48.5): Achillessehnenreflex = _____

[49] Die **Läsion** welcher **Nerven** beschreiben die folgenden Symptomenkomplexe?

	Läsion
Abduktionsschwäche im Hüftgelenk; Seitwärtskippen des Beckens zur Spielbeinseite beim Gehen	(49.1)
fehlender Schenkelschluss, das Bein kann nicht mehr übereinander gehoben werden	(49.2)
Gefühllosigkeit der Haut an der Schenkelvorderseite, Störung der Hüftbeugung und Kniestreckung	(49.3)
schwere Störung der Hüftstreckung	(49.4)

Blutgefäße

[50] Identifizieren Sie die **arteriellen Gefäße** aufgrund ihrer genannten Abgänge:

(50.1): A. plantaris medialis, A. plantaris lateralis = _____

(50.2): A. profunda femoris, Aa. pudendae externae = _____

(50.3): A. media genus, Aa. surales = _____

(50.4): A. arcuata, A. tarsalis lateralis = _____

[51] Die rechte Aufnahme zeigt das Bild einer **arteriellen Verschlusskrankheit** (AVK) vom Oberschenkeltyp mit bei Arteriosklerose typischen Veränderungen. Die intraarterielle Angiografie der Oberschenkelarterien zeigt diffuse Veränderungen des arteriellen Gefäßsystems. Beschriften Sie die linke Abbildung zur Orientierung!

(51.1) _____

(51.2) _____

(51.3) _____

(51.4) _____

(51.5) _____

(51.6) _____

(51.7) _____

(51.8) _____

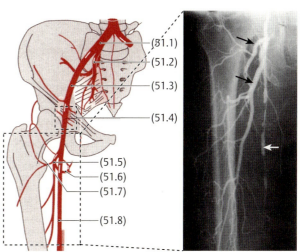

(51.9): Welche Gefäße zeigen deutliche Veränderungen (Pfeile) und wie ist dies zu interpretieren?

_____

_____

[52] Beantworten Sie folgende Fragen zur **A. femoralis**:

(52.1): Beschreiben Sie den Verlauf der A. femoralis im Bereich der Hüfte und des proximalen Oberschenkels:
_____
_____

(52.2): Wo lässt sich der Puls fühlen und kann notfalls durch Fingerdruck das Gefäß augenblicklich verschlossen werden? _____

(52.3): An welcher Stelle befindet sich ein Zugang zur Arterie für den Fall einer Katheterisierung (Herzkatheter)?
_____

(52.4): Nennen Sie den Leitmuskel des Gefäßes: _____

[53] Nennen Sie die **Gefäße**, die Collum und Caput femoris arteriell mit Blut versorgen!

- _____
- _____
- _____
- _____

[54] Beschriften Sie die Schemata zur **arteriellen Versorgung des Fußes**!

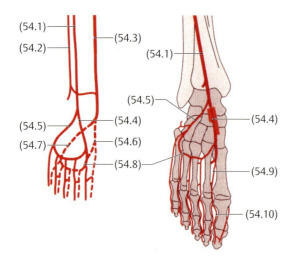

(54.1) _____
(54.2) _____
(54.3) _____
(54.4) _____
(54.5) _____
(54.6) _____
(54.7) _____
(54.8) _____
(54.9) _____
(54.10) _____

[55] Ordnen Sie die folgenden **Gefäße des Fußes** ihren Ursprungsarterien zu:

A. tibialis anterior = A / A. tibialis posterior = B / A. fibularis = C

(55.1): A. dorsalis pedis = _____ (55.6): Aa. digitales dorsales = _____

(55.2): Rr. malleolares laterales = _____ (55.7): Rr. malleolares mediales = _____

(55.3): A. arcuata = _____ (55.8): A. metatarsalis V = _____

(55.4): R. circumflexum fibularis = _____ (55.9): Rr. calcanei laterales = _____

(55.5): A. plantaris medialis = _____

[56] Beschreiben Sie den **Verlauf der Aa. perforantes**!
_____
_____
_____
_____

[57] Identifizieren Sie die **Gefäße** anhand ihres Verlaufs:

(57.1): zieht über das Leistenband zur Haut des Unterbauchs:
_____

(57.2): durchbricht gemeinsam mit N. saphenus die Membrana vastoadductoria:
_____

(57.3): entspringt in der Fossa condylaris und läuft zum Kniegelenk:
_____

(57.4): durchquert die Membrana interossea im proximalen Bereich:
_____

(57.5): tastbar zwischen Sehne des M. extensor hallucis longus et extensor digitorum:
_____

(57.6): verläuft seitlich am 5. Mittelfußknochen:
_____

(57.7): verbinden plantare und dorsale Mittelfußarterien:
_____

(57.8): läuft mit dem N. tibialis durch den Arcus tendineus musculi solei in die tiefe Flexorenloge:
_____

[58] Die rechte Aufnahme zeigt das Bild einer **arteriellen Verschlusskrankheit** vom peripheren Typ (pAVK) mit Verschlüssen im sog. Trifurkationsbereich. Beschriften Sie zur Orientierung die schematische Abbildung:

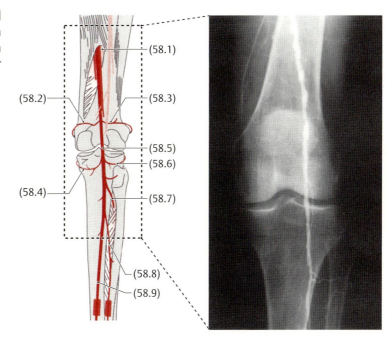

(58.1) _____

(58.2) _____

(58.3) _____

(58.4) _____

(58.5) _____

(58.6) _____

(58.7) _____

(58.8) _____

(58.9) _____

(58.10): Beschreiben Sie die mittels intraarterieller Angiografie sichtbar gemachten Veränderungen und identifizieren Sie die abgebildeten Gefäße!
_____
_____

[59] Identifizieren Sie die **Gefäße**, deren Arterienpulse mit abgebildeter **Palpationstechnik** zu ermitteln sind!

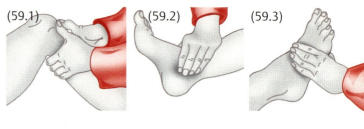

(59.1) _____

(59.2) _____

(59.3) _____

[60] Nennen Sie Zuflüsse und Mündung sowie den **Verlauf der V. saphena magna**!

[61] Welche Gefäße münden im Bereich des **Hiatus saphenus** als Venenstern in die Vena saphena magna oder direkt in die V. femoralis?

- _____
- _____
- _____

[62] Nennen Sie die tiefen **Venen der unteren Extremität** und geben Sie an, in welche Gefäße diese jeweils abfließen:

- _____
- _____
- _____
- _____
- _____
- _____

Lymphgefäße und Lymphknoten

[63] Identifizieren Sie die **Lymphknoten** anhand ihres Einzugsgebiets:

(63.1): vordere Bauchwand, Damm, äußeres Genitale, Oberfläche des Beins: _____

(63.2): tiefe Lymphbahnen der unteren Extremität: _____

(63.3): oberflächliche Lymphbahnen entlang der V. saphena parva, tiefe Bahnen entlang der Vv. tibiales anteriores, posteriores, fibulares: _____

(63.4): Lnn. popliteales superficiales: _____

[64] Woran können **entzündlich veränderte Lymphbahnen** am Bein oder der Extremität erkannt werden?

Topografische und angewandte Anatomie

[65] Welche Strukturen begrenzen das **Foramen ischiadicum majus et minus**?

_____

_____

[66] Identifizieren Sie die markierten Strukturen der **Glutealregion**:

a-(66.1) _____

b-(66.2) _____

c-(66.3) _____

d-(66.4) _____

e-(66.5) _____

f-(66.6) _____

g-(66.7) _____

h-(66.8) _____

i-(66.9) _____

k-(66.10) _____

l-(66.11) _____

m-(66.12) _____

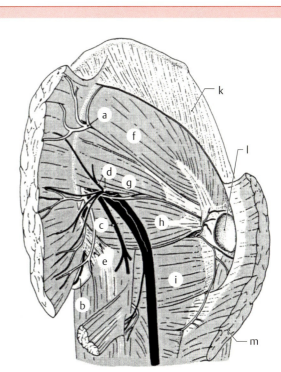

(66.13): Was versteht man unter den Foramina supra- und infrapiriforme?

_____

(66.14): In welchem Bereich werden intramuskuläre Injektionen vorgenommen?

_____

[67] Identifizieren Sie die einzelnen Muskeln der **Kompartimente des Fußes**!

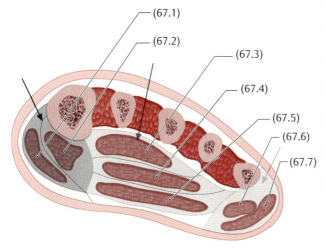

(67.1) _____

(67.2) _____

(67.3) _____

(67.4) _____

(67.5) _____

(67.6) _____

(67.7) _____

(67.8): Die Kenntnis der Kompartimente bzw. ihrer Zugangswege (siehe Pfeile) sind hinsichtlich welcher Situation klinisch relevant?

_____

_____

[68] Identifizieren Sie die eingezeichneten **Gefäße, Nerven und Muskeln**!

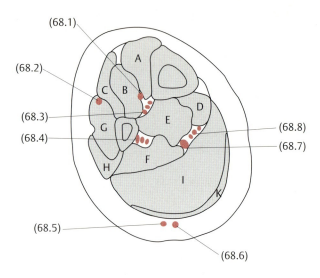

(68.1) _____

(68.2) _____

(68.3) _____

(68.4) _____

(68.5) _____

(68.6) _____

(68.7) _____

(68.8) _____

A-(68.9) _____

B-(68.10) _____

C-(68.11) _____

D-(68.12) _____

E-(68.13) _____

F-(68.14) _____

G-(68.15) _____

H-(68.16) _____

I-(68.17) _____

K-(68.18) _____

(68.19): Welche Gefäße verlaufen in der Fibularisloge?

_____

[69] Identifizieren Sie die eingezeichneten **Gefäße, Nerven und Muskeln**!

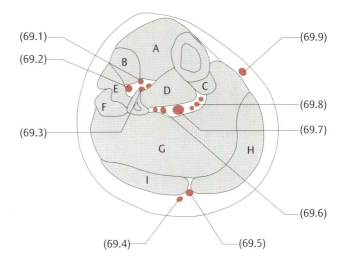

(69.1) _____

(69.2) _____

(69.3) _____

(69.4) _____

(69.5) _____

(69.6) _____

(69.7) _____

(69.8) _____

(69.9) _____

A-(69.10) _____

B-(69.11) _____

C-(69.12) _____

D-(69.13) _____

E-(69.14) _____

F-(69.15) _____

G-(69.16) _____

H-(69.17) _____

I-(69.18) _____

(69.19): Welche der beiden Ansichten (Frage 68/69) des rechten Unterschenkels (in der Ansicht von unten) befindet sich weiter kaudal und warum?

_____

[70] Benennen Sie die markierten Strukturen auf dem **Schnittbild des Oberschenkels**!

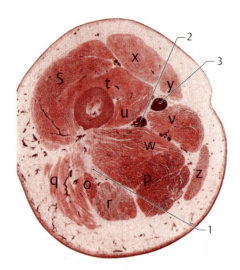

1-(70.1) _____
2-(70.2) _____
3-(70.3) _____
o-(70.4) _____
p-(70.5) _____
q-(70.6) _____
r-(70.7) _____
s-(70.8) _____
t-(70.9) _____
u-(70.10) _____
v-(70.11) _____
w-(70.12) _____
x-(70.13) _____
y-(70.14) _____
z-(70.15) _____

[71] Erläutern Sie die Bedeutung der kurzen und langen **Fußmuskeln** sowie deren Sehnenüberkreuzung (Chiasmata) für das Fußgewölbe!

_____
_____
_____
_____

[72] Benennen Sie die durch die **Lacuna vasorum** und **musculorum** hindurchtretenden Strukturen!

(72.1): Lacuna vasorum:

_____

(72.2): Lacuna musculorum:

_____

(72.3): Was besagt das Merkwort iVAN?

_____

5 Kopf und Hals

Knochen (Cranium, Schädel)

[1] Die Substantia _____ (1.1) des Schädels wird als _____ (1.2), die innere und äußere **Substantia kompakta** als _____ (1.3) und _____ (1.4) bezeichnet.

[2] Benennen Sie die nummerierten **Schädelknochen**:

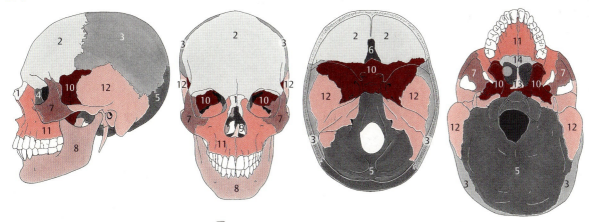

1-(2.1) Os nasale ?
2-(2.2) Os frontalis ✓
3-(2.3) Os parietalis ✓
4-(2.4) Os lacrimale ✓
5-(2.5) Os occipitalis ✓
6-(2.6) Os Ethmoidale ?
7-(2.7) Os Maxillaris → Os Zygomaticum
8-(2.8) Os Mandibullaris ✓
9-(2.9) Concha Nasalis inferior ?
10-(2.10) Os Sphenoidalis
11-(2.11) Os Ethmoidalis — Maxilla!!!
12-(2.12) Os temporale ✓
13-(2.13) Vomer ✓
14-(2.14) Os palatinum ✓

[3] Zeigen Sie anhand folgender Grafik die genannten **Schädeldurchtrittsstellen**:

Porus acusticus internus; Canalis opticus; Foramen rotundum; Foramen jugulare; Foramen lacerum; Lamina cribrosa; Foramen spinosum; Foramen ovale

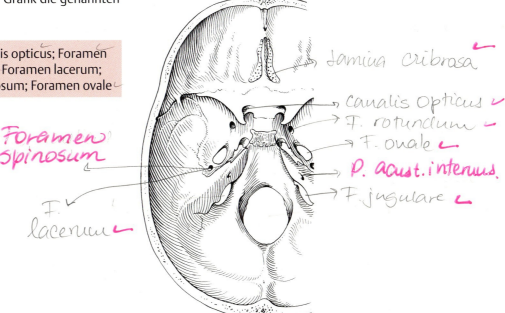

- Lamina cribrosa ✓
- Canalis opticus ✓
- F. rotundum ✓
- F. ovale ✓
- P. acust. internus
- F. jugulare ✓
- Foramen spinosum ✓
- F. lacerum ✓

[4] Im Bereich welcher **Schädelknochen** sind die genannten Strukturen zu finden?

	Struktur	Schädelknochen
(4.1)	Linea mylohyoidea	
(4.2)	Foramen caecum	
(4.3)	Fovea pterygoidea	
(4.4)	Tuberculum mentale	
(4.5)	Fossa digastrica	
(4.6)	Crista infratemporalis	
(4.7)	Crista galli	
(4.8)	Tegmen tympani	
(4.9)	Processus styloideus	
(4.10)	Processus uncinatus	
(4.11)	Eminentia arcuata	
(4.12)	Impressio trigeminalis	
(4.13)	Fossa scaphoidea	
(4.14)	Crista temporalis	
(4.15)	Tuberculum articulare	
(4.16)	Sella turcica	Sphenoides
(4.17)	Sulcus caroticus	
(4.18)	Fossa pterygoidea	
(4.19)	Processus coronoideus	
(4.20)	Spina nasalis anterior	
(4.21)	Tuberculum pharyngeum	

[5] Die **Flügelgaumengrube** (_____ (5.1)) ist ein „Verkehrsknotenpunkt" des Schädels. Die Begrenzungen sind medial die _____ (5.2), vorne das _____ (5.3) und hinten der _____ (5.4).

Benennen Sie die **Durchtrittsstellen** (Öffnungen und Kanäle) und die damit verbundenen Bereiche/Binnenräume des Schädels:

(5.5) _____

(5.6) _____

(5.7) _____

(5.8) _____

(5.9) _____

vorne — hinten

[6] Ordnen Sie die nicht maßstabsgerecht abgebildeten **Kieferknochen** den genannten Altersstadien zu:

a   b   c   d

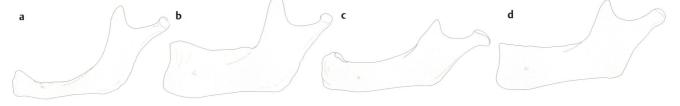

(6.1): 1 Jahr – _____

(6.2): 6 Jahre – _____

(6.3): 30 Jahre – _____

(6.4): 70 Jahre – _____

(6.5): Welche anatomischen Kriterien sind für diese Zuordnung relevant?

_____

_____

[7] Was versteht man unter den **Cellulae mastoideae** und mit welchem Binnenraum des Schädels sind sie verbunden? Worin besteht die klinische Relevanz dieser Verbindung?

[8] Beschriften Sie die Abbildung und benennen Sie die markierten Strukturen und die **Sinus paranasales** inklusive ihrer Mündungen in die Nasenhöhle.

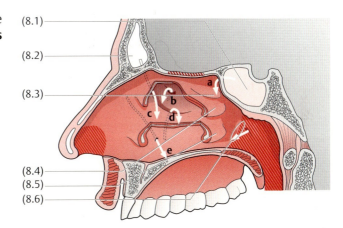

(8.1) _____

(8.2) _____

(8.3) _____

(8.4) _____

(8.5) _____

(8.6) _____

a-(8.7) _____

b-(8.8) _____

c-(8.9) _____

d-(8.10) _____

e-(8.11) _____

(8.12): Welche der Nasenhöhlen sind häufig von Entzündungen betroffen und warum?

_____

_____

[9] Welche Beziehungen besitzen die **Sinus paranasales** zur nasalen, zur oberen und zur unteren Wand der Augenhöhle (Orbita) und welche klinische Bedeutung hat dies?

(9.1): nasal – _____

(9.2): oben – _____

(9.3): unten – _____

[10] Die drei **Schädelgruben** sind stufenförmig gegeneinander abgesetzt. Welche Knochen tragen zur Bildung der jeweiligen Schädelgrube bei und wie ist die relative Lage (Höhe) der einzelnen Gruben?

(10.1): vordere Schädelgrube = Fossa _____

(10.2): mittlere Schädelgrube = Fossa _____

(10.3): hintere Schädelgrube = Fossa _____

Kopfgelenke

[11] Vervollständigen Sie die Tabelle zur Artikulation und den **Bewegungsmöglichkeiten in den Kopfgelenken**:

	Articulatio _____	Articulatio _____ laterale	Articulatio atlantoaxialis _____
artikulierende Skelettanteile (Knochen, Wirbel)	_____ (Os _____) (Atlas)	_____ (Atlas) (_____)	vorne: _____ (Axis) _____ (Atlas) hinten: _____
Bewegungen (°)	_____ bewegung um _____ Achse (_____°) _____ bewegung (_____°)	_____ bewegung um _____ Achse (_____°)	_____ bewegung um _____ Achse (_____°)
Gelenktypus	_____ gelenk	_____ gelenk _____	Dreh- oder Scharniergelenk mit geringer Kippung keine Rotation

[12] Zusammengenommen erlauben die **Kopfgelenke** in allen _____ (12.1) Teilgelenken die Beweglichkeit eines _____ (12.2) mit ____ (12.3) Freiheitsgraden.

[13] Beschreiben Sie die vom Aufbau anderer Wirbel abweichenden strukturellen Merkmale von **Atlas und Axis** unter Verwendung folgender Begriffe:

Massae laterales; Arcus anterior et posterior; Tuberculum anterius et posterius; Dens axis; Facies articularis anterior; Ligamentum transversum

_____
_____
_____
_____
_____

[14] Stellen Sie der Beweglichkeit (jeweils in beide Richtungen) der **Kopfgelenke** die Gesamtbeweglichkeit der **Halswirbelsäule** (HWS) gegenüber:

	Kopfgelenke	HWS
Nickbewegung (Ventral-, Dorsalextension)	60 – 70°	
Seitwärtsbewegung (Lateralflexion)	10°	
Drehbewegung (Rotation)	60°	

[15] Der Axis bzw. **Dens axis** wird durch verschiedene Bänder in seiner Position stabilisiert. Beschriften Sie die Abbildungen:

(15.1) _____

(15.2) _____

(15.3) _____

(15.4) _____

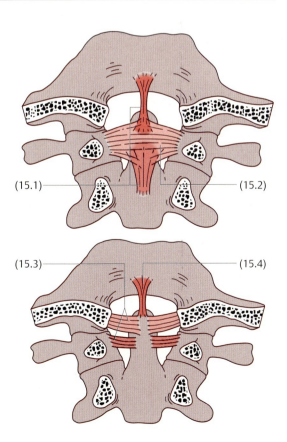

(15.5): Wie heißen die beiden Bänder der oberen Abbildung gemeinsam?

(15.6): Weshalb ist die Bandstabilisierung des Axis wichtig?

(15.7): Kennen Sie weitere Bänder der oberen HWS?

(15.8): Was sind ihre Funktionen?

Kiefergelenk

[16] In welche Teilgelenke ist das **Kiefergelenk** untergliedert und wodurch? Welche Bewegungen sind in den Teilgelenken möglich?

[17] Beschriften Sie die Abbildung des **Kiefergelenks** und markieren Sie die mit Gelenkknorpel überzogenen Bereiche der artikulierenden Knochen farbig.

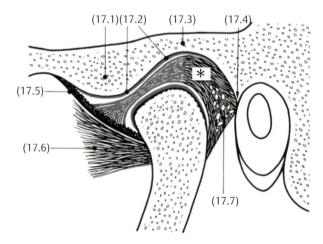

(17.1) _____

(17.2) _____

(17.3) _____

(17.4) _____

(17.5) _____

(17.6) _____

(17.7) _____

(17.8): Welchen Bereich kennzeichnet *? _____

[18] Lösen Sie folgende Aufgaben zu den verschiedenen Aufnahmen des **Kiefergelenks**:

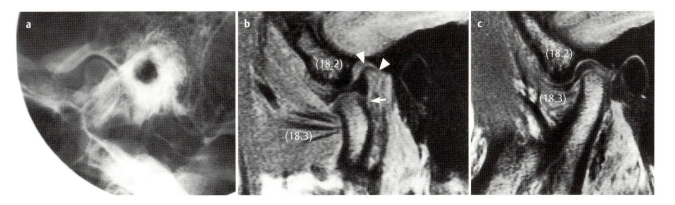

(18.1): Identifizieren Sie auf Abbildung a (Röntgenaufnahme): *Tuberculum articulare* (1), *Meatus acusticus externus* (2), *Caput mandibulae* (3) und *Fossa mandibularis* (4).
Beschriften Sie die schräg-sagittalen MRT-Aufnahmen (T1-gewichtet) (Abbildung b und c):

(18.2) _____

(18.3) _____

(18.4): Welche Struktur ist auf Abbildung b mit Pfeilen und Pfeilköpfen markiert?

(18.5): Welche der beiden MRT-Aufnahmen zeigt den geöffneten, welche den geschlossenen Kiefer?

[19] Beschreiben Sie die anatomischen Grundlagen der **Kiefergelenksluxation** (z.B. Beschaffenheit, Ansatz der Gelenkkapsel). Wie wirkt sich die Luxation auf die Beweglichkeit des Kiefergelenks aus und worin besteht das therapeutische Vorgehen?

Kaumuskeln

[20] Vervollständigen Sie die Tabelle zum Verlauf der **Kaumuskulatur**:

Muskel	Ursprung	Ansatz
M. temporalis	Os _____ Fascia _____ Os _____ / Os _____	_____
M. _____ pars _____ / pars _____	_____	Tuberositas _____
M. pterygoideus _____	_____ pterygoidea _____ pterygoideus (_____)	_____ pterygoidea
M. pterygoideus _____ superius M. pterygoideus _____ inferius	Crista und Planum _____ Processus _____ (_____)	_____ _____ _____ pterygoidea

[21] Das **Kiefergelenk** ermöglicht verschiedene **Bewegungsformen**. Ordnen Sie der jeweiligen Bewegungsform die dafür verantwortlichen Muskeln zu!

(a) M. masseter; **(b)** M. temporalis, vorderer Teil; **(c)** M. temporalis, mittlerer Teil; **(d)** M. temporalis, hinterer Teil; **(e)** M. pterygoideus medialis; **(f)** M. pterygoideus lateralis; **(g)** Mundbodenmuskulatur

(21.1): Abduktion (Senken des Unterkiefers, Mundöffnung) – _____

(21.2): Adduktion (Heben des Unterkiefers, Schließen des Mundes) – _____

(21.3): Protrusion (Vorschub des Unterkiefers) – _____

(21.4): Retrusion (Rückschub des Unterkiefers) – _____

(21.5): Laterotrusion (Außenrotation des Kondylus) – _____

(21.6): Mediotrusion (Innenrotation des Kondylus) – _____

[22] Beschriften Sie die abgebildeten Muskeln und Skelettelemente des **Kauapparates**!

(22.1): Welche Strukturen geben den Flügelmuskeln ihren genauen Namen?

_____

_____

(22.2): Welcher gezeigte Muskel besitzt mit Knochen und Faszie zwei Ursprungspunkte und wird als doppeltgefiedert bezeichnet?

_____

_____

(22.3) _____

(22.4) _____

(22.5) _____

(22.6) _____

(22.7) _____

(22.8) _____

(22.9) _____

(22.10) _____

(22.11) _____

(22.12) _____

Mimische Muskeln (M. epicranius)

[23] Nennen Sie Besonderheiten der **mimischen Muskeln**, die sie von anderen quergestreiften Muskeln unterscheiden.

_____

_____

_____

[24] Beschreiben Sie die **Funktion mimischer Muskeln**.

_____

_____

[25] Der **Ausfall** von welchen **mimischen Muskeln** z.B. bei Läsion des Nervus facialis ruft ernste klinische Symptome hervor und welche Rückschlüsse auf die normale Funktion lässt dies zu?

_____

_____

_____

[26] Die mimischen Muskeln bilden die Grundlage des **Gesichtsausdrucks**. Benennen Sie die im Schema hervorgehobenen Muskeln (a – e, lat. u. dt. Ausdruck) und ordnen Sie diese dem entsprechenden Gesichtsausdruck (1 – 5) zu!

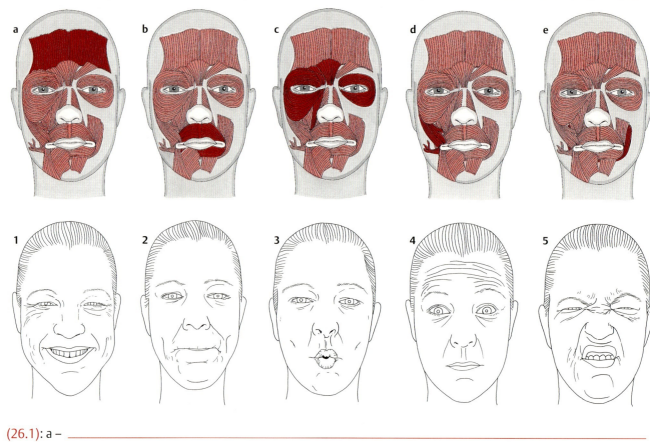

(26.1): a – _____

(26.2): b – _____

(26.3): c – _____

(26.4): d – _____

(26.5): e – _____

Oberflächliche, mittlere, tiefe Halsmuskeln

[27] Welche Muskeln bilden den **Mundboden** und wie verlaufen sie (Ursprung/Ansatz)?

M. _____, U: _____, A: _____

M. _____, U: _____, A: _____

M. _____, U: _____, A: _____

(27.1): Erläutern Sie die funktionelle Bedeutung der Mundbodenmuskulatur unter Zuhilfenahme der Begriffe *Punctum fixum* und *Punctum mobile*!

[28] Benennen Sie die Muskeln der oberflächlichen, mittleren und tiefen Schicht der **Halsmuskulatur**!

- _____
- _____
- _____

[29] Beschriften Sie im nebenstehenden Schema **infrahyale bzw. oberflächliche Muskeln**.

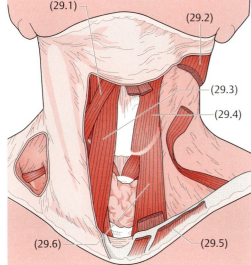

(29.1) _____

(29.2) _____

(29.3) _____

(29.4) _____

(29.5) _____

(29.6) _____

(29.7): Welche drei Strukturen (von kranial nach kaudal) werden durch die infrahyalen Muskeln verbunden?

_____

(29.8): Welcher der Muskeln liegt am oberflächlichsten und wie lässt sich dies erklären?

_____

[30] Zeichnen Sie in die nebenstehenden Schemata jeweils die **kurzen Nackenmuskeln** ein!

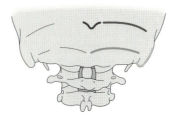
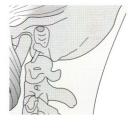

(30.1): Worin besteht die funktionelle Bedeutung der einzelnen Muskeln (beidseitig, einseitig kontrahiert)?

_____

_____

(30.2): Worauf können druckdolente Muskelspasmen hindeuten?

_____

[31] Erklären Sie die funktionelle Bedeutung des **M. sternocleidomastoideus** anhand seines Verlaufs und benennen Sie seine Innervation. Wie heißt eine pathologische Veränderung des Muskels?

[32] Nennen Sie die Innervation folgender Muskelgruppen des **orofaszialen Systems**:

(32.1): Mm. infrahyoidei - _____

(32.2): Mm. linguae - _____

(32.3): Mm. suprahyoidei - _____

(32.4): Mm. masticatores - _____

(32.5): Mm. faciales - _____

(32.6): Mm. laryngis - _____

(32.7): Mm. pharyngis - _____

(32.8): Mm. suboccipitales - _____

(32.9): M. sternocleidomastoideus - _____

(32.10): Mm. palati et faucium - _____

[33] Identifizieren Sie die **Muskeln** und **knöchernen Elemente** in der Abbildung:

①-(33.1) _____

②-(33.2) _____

③-(33.3) _____

a-(33.4) _____

b-(33.5) _____

c-(33.6) _____

d-(33.7) _____

e-(33.8) _____

f-(33.9) _____

g-(33.10) _____

h-(33.11) _____

i-(33.12) _____

k-(33.13) _____

l-(33.14) _____

m-(33.15) _____

(33.16): Welche Bewegungen erfolgen bei Kontraktion (beid-/einseitig) der Muskeln?

_____

_____

Hirnnerven (Nn. craniales)

[34] Was bezeichnet man als „*Individualisation*" und „*Spezialisation*" der **Hirnnerven**? Vergleichen Sie in diesem Punkt Hirn- und Spinalnerven!

_____

_____

_____

[35] Benennen Sie die **Faserqualität der Hirnnerven**!

(35.1): IV - _____

(35.2): V - _____

(35.3): VI - _____

(35.4): VIII - _____

(35.5): IX - _____

[36] Vergleichen Sie **Hirn- und Spinalnerven** hinsichtlich der Lage ihres ersten sensiblen Neurons und des die Muskulatur innervierenden Motoneurons! Gehören Hirnnerven zum zentralen oder peripheren Nervensystem (ZNS, PNS)?

_____
_____
_____
_____

[37] Vervollständigen Sie die Tabelle der **Hirnnerven** und der jeweils damit assoziierten sensiblen und parasympathischen **Ganglien**:

sensible Ganglien	Hirnnerven	parasympathische Ganglien
	(III) N. oculomotorius	_____
_____	(V) N. trigeminus	
Ganglion geniculi	_____	_____ _____
Ganglion spirale	_____	
_____ _____	(IX) N. glossopharyngeus	_____
Ganglion superius	(X) N. vagus	

[38] Ordnen Sie den nebenstehenden Grafiken zur Lähmung bzw. **Funktionsprüfung** die entsprechenden **Hirnnerven** zu. Welche Muskeln sind jeweils betroffen bzw. zu prüfen, und welche Körperseite (a, b) ist betroffen?

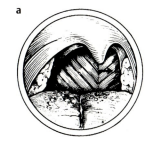
a

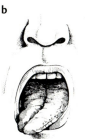
b

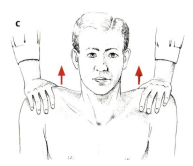
c

a-(38.1) _____

b-(38.2) _____

c-(38.3) _____

[39] Nennen Sie den afferenten und efferenten Schenkel (inklusive der Kerngebiete) des **Kornealreflexes**! Um was für einen Reflex handelt es sich?

___

___

___

Halsnerven (Nn. cervicales)

[40] An welcher Stelle durchbrechen die Hautäste des **Plexus cervicalis** die oberflächliche Halsfaszie (Lamina superficialis fasciae cervicalis) und wie heißen sie? Handelt es sich bei diesen Hautnerven um ventrale (anteriore) oder dorsale (posteriore) Spinalnervenäste?

___

___

___

___

[41] Benennen Sie die die entsprechenden Hautbezirke versorgenden **Hautnerven des Kopfes** und die schwarz gestrichelten Linien!

(41.1) _____ (41.7) _____

(41.2) _____ (41.8) _____

(41.3) _____ (41.9) _____

(41.4) _____ (41.10) _____

(41.5) _____ (41.11) _____

(41.6) _____ (41.12) _____

(41.13): Vergleichen Sie die Organisation der vom N. trigeminus innervierten Hautareale mit der der Dermatome des Rumpfs!

___

___

(41.14): Worin besteht die klinische Bedeutung der gestrichelt eingezeichneten Linien?

___

___

[42] Welchen Hautbezirken entsprechen die **Dermatome** C2 und C3, wo liegt C1? Welcher Spinalnerv wird als N. suboccipitalis bezeichnet und welche Strukturen innerviert er?

[43] Wo befinden sich die **Zellkörper** der ersten sensiblen, die Hautbereiche V_1, V_2, V_3, C2 und C3 innervierenden **Neurone**? Ist die von den Neuronen vermittelte sensible Qualität in diesem Zusammenhang von Bedeutung?

[44] Was versteht man unter den **Druckpunkten** des N. trigeminus und worin besteht ihre klinische Relevanz?

[45] Nennen Sie Ursprung, Faserqualität, Verlauf und Innervationsgebiet des **N. phrenicus**!

[46] Benennen Sie die die Schleimhautareale versorgenden **Nerven** samt ihres Ursprungs (linke Bildhälfte: Unterkiefer, rechte Bildhälfte: Oberkiefer)!

(46.1) _____

(46.2) _____

(46.3) _____

(46.4) _____

(46.5) _____

(46.6) _____

(46.7) _____

(46.8) _____

(46.9) _____

(46.10) _____

(46.11) _____

(46.12) _____

[47] Die _____ (47.1) cervicalis profunda ist eine Verbindung zwischen _____ (47.2) und _____ (47.3). In ihr vereinigen sich motorische Zervikalisfasern des oberen (C1 und C2) und unteren Halsmarks (C2 – C4) zur Innervation der _____ (47.4) Muskulatur, des M. _____ (47.5) und M. _____ (47.6). Die Fasern des _____ (47.7) werden hierbei lediglich als Leitschiene genutzt. Demgegenüber bezeichnet man die Verbindung des _____ (47.8) und dem N. _____ (47.9) als _____ (47.10).

Vegetative Innervation

[48] Die **sympathischen Ursprungsneurone** für die vegetative Innervation des Kopfes liegen im _____ (48.1) (Ncl. _____ (48.2)) des _____ (48.3) und _____ (48.4) Rückenmarks. Das sympathische System wird dementsprechend als das _____ (48.5) System bezeichnet. **Parasympathische Ursprungsneurone** findet man demgegenüber im Ncl. _____ (48.6), den Ncll. _____ (48.7) und dem Ncl. _____ (48.8) des _____ (48.9). Im Rückenmark liegen entsprechende Neurone im _____ (48.10) des _____ (48.11) Marks. Das parasympathische System ist daher das _____ (48.12) System.

[49] Benennen Sie den schematisch abgebildeten **Symptomenkomplex**. Die Innervation welcher drei Zielstrukturen des linken Auges ist hierbei beeinträchtigt und worauf ist dies zurückzuführen?

[50] Wie heißen die drei **Ganglien des Sympathikus-Halsteils** und wo sind sie lokalisiert?

• _____
• _____
• _____

[51] Das **Centrum ciliospinale** des _____ (51.1) Nervensystems ist ein _____ zentrum (51.2) für die Steuerung der _____ (51.3) und liegt im Rückenmark der Segmente _____ (51.4).

[52] Beschreiben Sie stichwortartig den Weg der **sympathischen Fasern** zu ihren Zielgebieten des Kopfes beginnend vom Rückenmark!

[53] Die „Stellatumblockade" ist eine temporäre Ausschaltung des Halssympathikus durch lokale Betäubung des Ganglion stellatum z.B. zur Behandlung von Schmerzattacken.

(53.1): Wie erklären Sie sich den therapeutischen Effekt?

(53.2): Welche Organe sind durch die Lokalanästhesie mitbetroffen?

(53.3): Wie lässt sich die erfolgreiche Ausschaltung des Sympathikus überprüfen?

[54] Identifizieren Sie die einzelnen **Drüsen des Kopfes** und ordnen Sie die Begriffe hinsichtlich ihrer parasympathischen Innervation jeweils in die richtige Reihenfolge beginnend mit dem Ursprung im Gehirn!

(54.1): (1) N. intermedius, (2) Nucleus salivatorius superior, (3) Ganglion pterygopalatinum, (4) Nn. nasales posteriores et superiores, (5) Foramen sphenopalatinum, (6) N. petrosus major.

Glandula _____ / Reihenfolge: _____

(54.2): (1) N. petrosus minor, (2) N. glossopharyngeus, (3) Nucleus salivatorius inferior, (4) N. auriculotemporalis, (5) Ganglion oticum, (6) N. tympanicus, (7) N. facialis.

Glandula _____ / Reihenfolge: _____

(54.3): (1) N. intermedius, (2) Nucleus salivatorius superior, (3) Ganglion submandibulare, (4) Chorda tympani, (5) N. sublingualis.

Glandula _____ / Reihenfolge: _____

[55] Über welche Nerven sind **Chemo- und Pressorezeptoren** eines großen Gefäßes mit welchem Bereich des ZNS verbunden und wo liegen diese Rezeptoren?

[56] In welchen der aufgeführten **Ganglien** findet sich eine synaptische Übertragung (S) zwischen zwei aufeinanderfolgenden Neuronen und in welchen Ganglien wird die Erregung lediglich entlang eines Neurons ohne Umschaltung weitergeleitet (W)?

(56.1): Ggl. spinale – _____

(56.2): Ggl. oticum – _____

(56.3): Ggl. submandibulare – _____

(56.4): Ggl. geniculi – _____

(56.5): Ggl. trigeminale – _____

(56.6): Ggl. cervicale superius – _____

(56.7): Ggl. spirale – _____

(56.8): Ggl. ciliare – _____

(56.9): Ggl. pterygopalatinum – _____

(56.10): Gibt es Ganglien, in denen beide „Übertragungsarten" (S+W) vorkommen?

Blutgefäße

[57] Die **Blutgefäßversorgung im Kopf-/Halsbereich** kann durch den Verlauf sog. Gefäß-Nerven-Straßen beschrieben werden. Nennen Sie die Blutgefäße (Arterien, Venen) bzw. die Gefäßstraßen, die die folgenden Regionen mit Blut versorgen, sowie das arterielle Gefäß, aus dem sie entspringen:

(57.1): Stirnregion

(57.2): Schädelbasis und tiefe Gesichtsregion

(57.3): oberflächliche Gesichtsregion

(57.4): Schläfenregion

(57.5): Nackenregion

[58] Die **A. carotis externa** versorgt den größten Teil des _____ (58.1), der _____ (58.2) und die _____ (58.3), während die **A. carotis interna** den größten Teil des _____ (58.4), der _____ (58.5), _____ (58.6) und der _____ höhle (58.7) (Schleimhaut) und z.T. der _____ höhle (58.8).

[59] Ordnen Sie den **Arterien** das Gefäß zu, aus dem sie entspringen:

(a) A. carotis externa; **(b)** Truncus thyrocervicalis; **(c)** Truncus costocervicalis; **(d)** A. carotis interna; **(e)** A. subclavia

(59.1): A. thyroidea superior – _____

(59.2): A. thyroidea inferior – _____

(59.3): A. pharyngea ascendens – _____

(59.4): A. intercostalis suprema – _____

(59.5): A. occipitalis – _____

(59.6): A. cervicalis profunda – _____

(59.7): A. ophthalmica – _____

(59.8): A. vertebralis – _____

[60] Nennen Sie drei **venöse Anastomosen** zwischen dem äußeren Weichteilmantel und der Schädelhöhle, über die Keime bzw. Entzündungen in die Sinus durae matris bzw. Meningen weitergeleitet werden und so Thrombosen (Sinus cavernosus-Thrombose) oder Hirnhautentzündungen (Meningitiden) verursachen können!

-
-
-

(60.1): Existieren auch arterielle Verbindungen zwischen den genannten Gebieten und, wenn ja, welche Bedeutung besitzen sie?

[61] Wie heißt die wichtigste **Arterie des Gesichtsschädels**, in welche drei Abschnitte wird sie unterteilt und was sind jeweils ihre Versorgungsgebiete?

_____

_____

_____

[62] Identifizieren Sie die **Gefäße** aufgrund jeweils ausgewählter Abgänge!

(62.1): A. angularis, A. palatina ascendens – _____

(62.2): A. laryngea superior, R. cricothyroideus – _____

(62.3): A. transversa faciei, Rr. parotideii – _____

(62.4): A. auricularis profunda, A. palatina descendens – _____

[63] Benennen Sie die Abgänge der **A. subclavia**:

-
-
-
-
-

Lymphgefäße und Lymphknoten

[64] Vervollständigen Sie die Tabelle zum **Lymphabfluss des Kopfes**!

Hinterhaupt, Nacken	→		→	Lnn. cervicales prof.
	→	Lnn. retroauriculares	→	
Wange, Augenlider, Parotis	→		→	
Regio facei, Nase, Gaumen, Schlund	→		→	Lnn. submandibulares
	→	Lnn. mandibulares	→	
	→	Lnn. submentales	→	Lnn. cervicales prof. Lnn.
Gesicht, Zunge, Tonsillen, Zähne	→		→	
	→	Lnh. cervicales superfic.	→	

[65] Mehr als _____ aller **Lymphknoten** des menschlichen Körpers liegen im Kopf-/Halsbereich.

[66] Die **Lymphgefäße** von Kopf und Hals sammeln sich beidseits im _____ (66.1), der mit den großen Halsgefäßen nach kaudal zum Venenwinkel zwischen V. _____ (66.2) und V. _____ (66.3) verläuft.

[67] Welche **Lymphgefäße** münden auf welche Weise in den rechten und linken Angulus venosus (Venenwinkel)?

(67.1): rechts – _____

(67.2): links – _____

[68] Was versteht man unter **regionären und Sammellymphknoten** und wie passen die Lnn. submandibulares et cervicales profundi in diese Einteilung?

[69] Besitzen **Lymphgefäße** die Fähigkeit zur Regeneration? Wie äußert sich die bei der **„Neck dissection"** vorgenommene suprahyale Entfernung von Lymphknoten des Halsbereichs?

Mundhöhle und Rachen (Pharynx)

[70] Benennen Sie die einzelnen **Etagen des Pharynx** (1–3) und ordnen Sie den Nummerierungen die entsprechenden anatomischen Strukturen zu!

1-(70.1) Nasopharynx
2-(70.2) Oropharynx
3-(70.3) Laryngopharynx
(70.4) Tuba auditiva
(70.5) Ostium tuba auditiva
(70.6) Tonsilla palatina
(70.7) Zungengrund (Tonsilla lingualis)
(70.8) Ösophagus
(70.9) Carticago cricoidea

[71] Beschreiben Sie die **muskuläre Verbindung von Larynx und Pharynx**! Welche Schwachstellen sind zu nennen und welche klinische Relevanz besitzen sie?

[72] Der **Pharynx** wird **arteriell** über Rr. pharyngeales (aus: _____ (72.1)), _____ (72.2) und _____ (72.3) mit Blut versorgt, während der **venöse** Abfluss über Vv. _____ (72.4) aus dem _____ (72.5) in die _____ (72.6) geregelt ist.

[73] Beschreiben Sie den inneren **Aufbau der Zunge**! Welche Binnenmuskeln der Zunge kennen Sie, wie ist ihr Verlauf und wie die Innervation?

[74] Markieren Sie die Lage folgender Strukturen des **Zungenrückens** (Dorsum linguae):

Sulcus terminalis et medianus linguae; Foramen caecum; Papillae vallatae; Papillae foliatae; Papillae fungiformes; Plica epiglottica mediana; Epiglottis; Tonsilla palatina et lingualis; Apex linguae

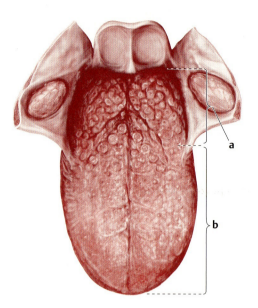

Benennen Sie Bereich (a) und (b) der Zunge!

a-(74.1) _____

b-(74.2) _____

(74.3): Welchen Papillen fehlen Geschmacksknospen?

_____

(74.4): Was versteht man unter dem WALDEYER-Rachenring und welche Strukturen werden dazu gezählt?

_____

_____

_____

[75] Leiten Sie die **Innervation der Zunge** von ihrer Entstehung aus den Pharyngealbögen (Schlundbögen) ab! Welche Relikte der Embryonalentwicklung finden sich im Bereich der Zunge und wodurch sind sie entstanden?

[76] Welcher Hirnnerv innerviert die **Papillae vallatae**? _____

[77] Beschreiben Sie die einzelnen **Phasen des Schluckakts**!

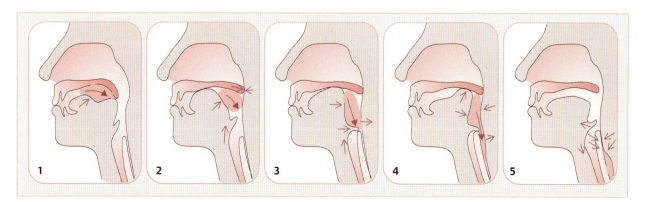

___

(77.1): Zählen Sie die Muskeln bzw. Muskelgruppen auf, die daran beteiligt sind!

___

(77.2): Welche Phasen sind dem Willen unterworfen, welche laufen unwillkürlich ab?

___

Zähne und Gebiss

[78] Das **menschliche Gebiss** ist aus unterschiedlich gestalteten Zähnen zusammengesetzt, d.h. es ist _____ (78.1). Die unterschiedliche Form ist ein Spiegel der funktionellen Anpassung. Der Begriff diphydont deutet auf den _____ (78.2) hin. Vor dem Zahnwechsel werden die Zähne als _____ zähne (78.3) (_____ (78.4)), danach als _____ (78.5) Zähne (_____ (78.6)) bezeichnet. Gemeinsam sind allen Zahnformen drei Abschnitte: _____ (78.7), _____ (78.8) und _____ (78.9).

[79] Identifizieren Sie die einzelnen **Zahntypen** und nennen Sie die heute übliche EDV-lesbare Nummerierung der einzelnen Zähne!

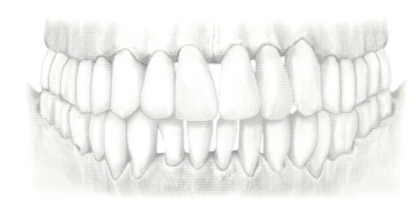

[80] Welchen Teil des Zahns bedeckt die **Gingiva** (Zahnfleisch) und wie unterscheidet sie sich von anderen Bereichen der Mundschleimhaut?

___

[81] Nennen Sie die **Nerven** die die Zähne innervieren und charakterisieren Sie diese hinsichtlich des Abgangs und Verlaufs (Schädeldurchtrittsstellen) durch den Knochen!

(81.1): Maxilla –

(81.2): Mandibula –

Schilddrüse, Nebenschilddrüse

[82] Zeichnen Sie schematisch die Lage folgender **Schilddrüsenanteile** ein:

Lobus sinister et dexter; Lobus pyramidalis; Isthmus; N. laryngeus recurrens; die zuführenden Gefäße

[83] Beschreiben Sie die **Organkapsel der Glandula thyroidea** bzw. deren Einbau in das umgebende Bindegewebe! Wo liegen die Nebenschilddrüsen und weshalb kann eine Vergrößerung der Schilddrüse (Struma) Heiserkeit hervorrufen?

[84] Nennen Sie die **Arterien** (samt ihrer Ursprungsgefäße) die die Schilddrüse versorgen. Wie wirkt sich der Verschluss eines oder mehrerer Gefäße aus?

[85] Beschreiben Sie kurz die **Funktion der Schilddrüse**! Wie groß bzw. schwer ist eine normale, nicht vergrößerte Schilddrüse? Ist eine Vergrößerung unter der Haut zu erkennen?

_____
_____
_____
_____

[86] Beschreiben Sie den Zusammenhang zwischen dem Auftreten von **medialen Halszysten** und der Entwicklung der Schilddrüse! Wo treten diese Zysten charakteristischerweise auf? Aus welcher embryonalen Struktur entwickeln sich die Nebenschilddrüsen?

_____
_____
_____
_____

Halsfaszien

[87] Beschriften Sie nebenstehenden **Transversalschnitt** auf Höhe des 5./6. Halswirbels.

(87.1) _____

(87.2) _____

(87.3) _____

(87.4) _____

(87.5) _____

(87.6) _____

(87.7) _____

(87.8): Wie heißen die Halsfaszien und mit welchen Muskelgruppen treten sie in Verbindung?

- _____
- _____
- _____

(87.9): Welche Strukturen befinden sich in den mit 1 und 2 gekennzeichneten Räumen?

_____
_____

(87.10): Was versteht man unter dem Verschiebespalt des Halses?

_____
_____

[88] Wie werden die beiden durch die **Halsfaszien** definierten **Räume** nach kranial und kaudal begrenzt und welche klinische Relevanz besitzt dies?

Nase und Nasenhöhle

[89] Nennen Sie die die Nasenhöhle versorgenden **Arterien** (inklusive Ursprung (U) und Zielgebiet (Z)) sowie die knöchernen Durchtrittsstellen (D), über die sie ihr Versorgungsgebiet erreichen!

-
-
-

[90] Wie groß ist die **olfaktorische Region** (Riechepithel) und welche Bereiche der Nasenhöhle nimmt sie ein? Worin besteht in diesem Zusammenhang die Funktion der wulstartigen Nasenmuscheln?

[91] Die **Nasenschleimhaut** der mittleren und unteren Nasenmuschel (Concha nasalis superior et media) enthält einen mit Drosselvenen und arteriovenösen Anastomosen versehenen oberflächlichen und tiefen **Gefäßplexus**, der im vorderen Teil zu kavernösen Schwellkörpern ausgebildet ist. Wie heißt dieser Teil und welche normale Funktion und welche klinische Relevanz besitzt dieses Gefäßnetz?

[92] Über welche **Gefäße** wird das venöse Blut der **Nasenschleimhaut** abgeführt?

Kehlkopf

[93] Benennen Sie die **Skelettanteile des Kehlkopfs** und beschriften Sie die abgebildeten **Muskeln**!

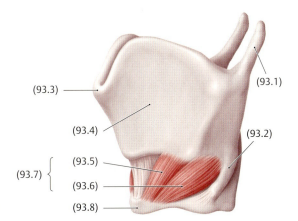

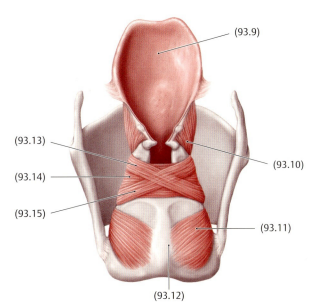

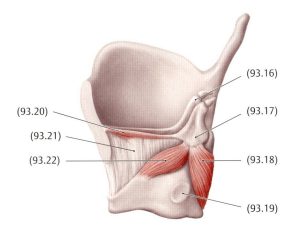

(93.1) _____

(93.2) _____

(93.3) _____

(93.4) _____

(93.5) _____

(93.6) _____

(93.7) _____

(93.8) _____

(93.9) _____

(93.10) _____

(93.11) _____

(93.12) _____

(93.13) _____

(93.14) _____

(93.15) _____

(93.16) _____

(93.17) _____

(93.18) _____

(93.19) _____

(93.20) _____

(93.21) _____

(93.22) _____

[94] Nennen Sie die **Funktionen des Kehlkopfs** (Larynx)!

-
-
-
-

[95] Der **Kehlkopf** umgibt den Abgang der unteren Atemwege. Bei Erwachsenen projiziert sich der Oberrand des Schildknorpels auf den _____ wirbel (95.1), während sich der untere Rand des Ringknorpels auf Höhe des _____ wirbels (95.2) befindet. Bei Neugeborenen liegt die obere und untere Begrenzung bei den Wirbeln _____ (95.3) und _____ (95.4), während er im Alter (im Vgl. zum Erwachsenen) weiter _____ (95.5).

(95.6): Welche funktionelle Relevanz besitzt die unterschiedliche Lage des Kehlkopfes beim Neugeborenen und Erwachsenen?

_____

[96] Tragen Sie die **Skelettelemente des Kehlkopfs** ein, zwischen denen die Stimmbänder ausgespannt sind.

| | -----Ligamenta vocalia----- | |

[97] Welche Muskeln können die **Spannung der Stimmbänder** verändern und damit die erzeugte Tonhöhe beeinflussen? Wie wird die Lautstärke beeinflusst?

_____
_____
_____

[98] Wie heißen der ventrale und dorsale Anteil der **Stimmritze** (Rima glottidis) und welche Muskeln können die Breite des jeweiligen Anteils wie verändern?

[99] Benennen Sie die **Stellung der Stimmbänder** in Abbildung a – d:

a-(99.1) _____

b-(99.2) _____

c-(99.3) _____

d-(99.4) _____

(99.5): Tragen Sie in Abbildung e die Position der Stimmbänder nach linksseitiger **Stimmbandlähmung** bei maximaler Inspiration ein und begründen Sie Ihre Entscheidung:

_____

_____

_____

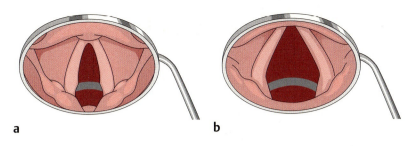

a   b

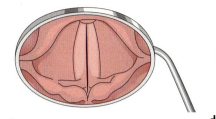 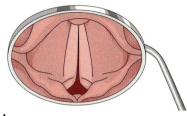

c   d

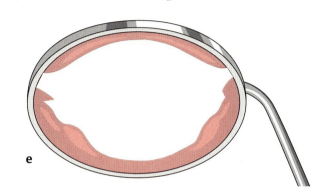

e

[100] Was versteht man unter dem Begriff „**Koniotomie**" und weshalb kann es in der Folge dieses operativen Eingriffs zu irreversiblen Störungen der Phonation kommen?

_____

_____

_____

[101] Benennen Sie die einzelnen **Etagen des Kehlkopfs** (a – c) und beschriften Sie die markierten Elemente:

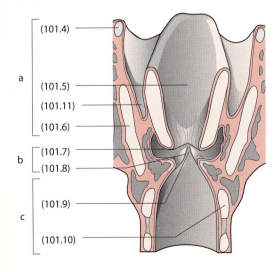

a-(101.1) _____

b-(101.2) _____

c-(101.3) _____

(101.4) _____

(101.5) _____

(101.6) _____

(101.7) _____

(101.8) _____

(101.9) _____

(101.10) _____

(101.11) _____

87

[102] Welche Bereiche des **Kehlkopfs** werden vom N. laryngeus superior und recurrens **innerviert** und wie ist ihr Verlauf?

[103] Nennen Sie die Antagonisten für die Öffnung der **Stimmritze** bzw. Spannung der **Stimmbänder**.

	Agonist	Antagonist
Öffnen der Stimmritze	M. cricoarytenoideus posterior	(103.1):
Spannung der Stimmbänder	M. cricothyroideus	(103.2):

[104] Welche Nerven verlaufen im Bereich des **Recessus piriformis** und können, durch eingedrungene Fremdkörper gereizt, heftige Würge- bzw. Hustenreflexe auslösen? Wie heißt die Verbindung (Anastomose) beider Nerven?

Angewandte und topografische Anatomie

[105] Ordnen Sie die genannten **topografischen Regionen** des Kopfes und Halses den zutreffenden Bereichen der Abbildung zu!

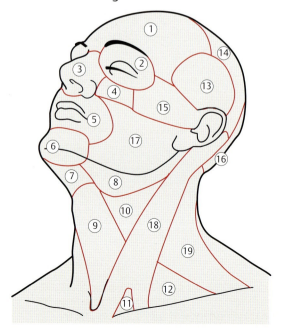

(105.1): Regio oralis – ____

(105.2): Trigonum caroticum – ____

(105.3): Regio orbitalis – ____

(105.4): Trigonum musculare (omotracheale) – ____

(105.5): Trigonum submandibulare – ____

(105.6): Regio parietalis – ____

(105.7): Trigonum submentale – ____

(105.8): Regio zygomatica – ____

(105.9): Regio cervicalis lateralis – ____

(105.10): Regio buccalis – ____

(105.11): Fossa supraclavicularis minor – ____

(105.12): Regio nasalis – ____

(105.13): Regio frontalis – ____

(105.14): Regio mentalis – ____

(105.15): Regio temporalis – ____

(105.16): Trigonum omoclaviculare – ____

(105.17): Regio occipitalis – ____

(105.18): Regio sternocleidomastoidea – ____

(105.19): Regio infraorbitalis – ____

[106] Die **Regionen des Kopf-Halsbereichs** besitzen über die deskriptive Bedeutung hinaus in der klinischen Praxis Bedeutung als „Suchfelder" für das Auffinden anatomischer Strukturen. Nennen Sie anatomische Strukturen (Gefäße, Nerven, Lymphknoten, Muskeln), die in den betreffenden Regionen zu finden sind!

	anatomische Strukturen
Trigonum caroticum	
Trigonum submandibulare	
Regio colli anterior	
Regio temporalis	
Regio nasalis	
Regio sternocleidomastoidea	

[107] Benennen Sie die in der Abbildung gezeigten Begrenzungsstrukturen des **Trigonum submandibulare**!

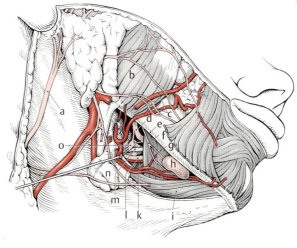

a-(107.1) ____

b-(107.2) ____

c-(107.3) ____

d-(107.4) ____

e-(107.5) ____

f-(107.6) ____

g-(107.7) ____

h-(107.8) ____

i-(107.9) ____

k-(107.10) ____

l-(107.11) ____

m-(107.12) ____

n-(107.13) ____

o-(107.14) ____

(107.15): Wo befinden sich die Arteria und Vena facialis und wie ist ihre Lage und ihr Verlauf charakterisiert?

____

[108] Nennen Sie Begrenzung und Inhalt der „hinteren und vorderen **Skalenuslücke**"!

[109] Der **Hamulus pterygoideus** dient als ein Hypomochlion! Erklären Sie die Aussage!

[110] An welcher Stelle im Gesichts- oder Halsbereich lässt sich der **Puls** fühlen?

[111] Was versteht man unter der **Parotisloge** und welche klinische Bedeutung besitzt sie?

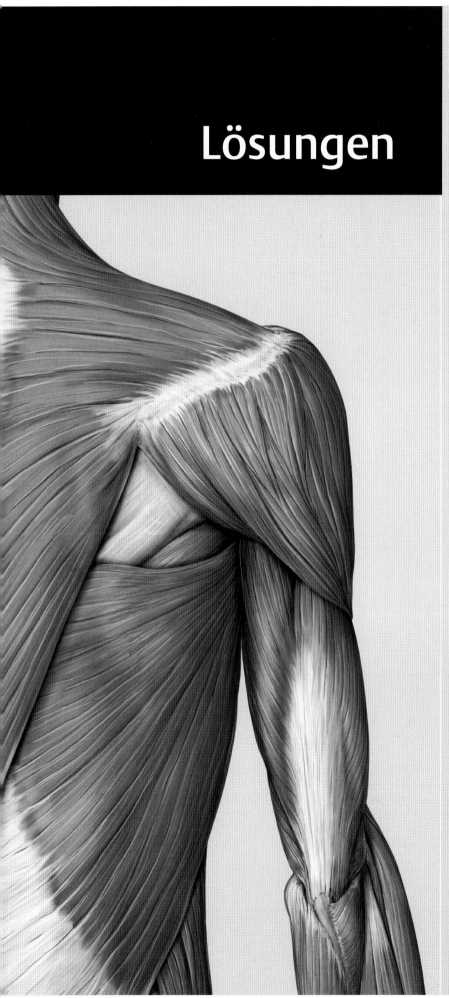

Lösungen

	Seiten	Kapitel
Haut- und Hautanhangsgebilde	92	1
Achsenskelett und Leibeswand	93–95	2
Schultergürtel und obere Extremität	95–98	3
Becken und untere Extremität	98–102	4
Kopf und Hals	103–111	5

	Seiten
Quellenverzeichnis der Abbildunegn	112–113

1 Haut und Hautanhangsgebilde

[1] **1.1**: Sinnes; **1.2**: 1,6 m²; **1.3**: Temperaturregulation, Regulation des Wasserhaushalts, Sinnesfunktion, Kommunikation, Immunabwehr
[2] Die *Epidermis* leitet sich vom *Ektoderm*, die Dermis vom *Mesoderm* ab. Der Begriff *Dermatom* bezeichnet **a.)** die aus dem Somit des paraxialen Mesoderms hervorgehende Anlage der Subkutis und **b.)** das Hautareal, welches von einem Spinalnerven innerviert wird (Höhendiagnostik bei Rückenmarksschädigung). Während der Entwicklung wachsen die einzelnen Spinalnerven jeweils in die von Zellen eines Dermatoms besiedelten Areals. Die *Somiten* bestimmen so die *Segmentierung* des Körpers. Aus der *Neuralleiste* entstehen neben dem gesamten peripheren Nervensystem u.a. auch die Melanozyten der Haut.
[3] **3.1**: Subcutis; **3.2**: faszie; **3.3**: Retinacula cutis; **3.4**: Epidermis; **3.5**: Lederhaut; **3.6**: Dermis oder Corium
[4] **4.1**: Stratum corneum; **4.2**: Stratum granulosum; **4.3**: Stratum germinativum; **4.4**: Bindegewebepapille des Stratum papillare; **4.5**: Epidermis
[5] *Leistenhaut* ist unbehaart und besitzt weder *Talg-* noch *Duftdrüsen*. *Felderhaut* bedeckt den gesamten Körper mit Ausnahme der Handteller und Fußsohlen *(Leistenhaut)*. Leistenhaut ist im Vergleich zu Felderhaut durch höhere Bindegewebepapillen, die die beiden Schichten stärker miteinander verzapfen, mechanisch widerstandsfähiger.
[6] **Stratum granulosum** – Verhornung – Keratinozyten; **Stratum basale** – Regeneration – Melanozyten; **Tela subcutanea** – Wärmeisolation – glatte Muskelzellen; **Stratum papillare** – Oberflächenvergrößerung – Bindegewebezellen
[7] Grundlage für Spannungs- und Spaltlinien *(relaxed skin tension lines)* ist die regional unterschiedliche Verteilung und Ausrichtung von Kollagenfaserbündeln. Aufgrund dieser Verspannung hinterlässt ein Nadelstich kein kreisrundes Loch. Spaltlinien (nach LANGER) wurden ursprünglich am Kadaver beschrieben und stimmen nicht vollständig mit den am vitalen Gewebe bestimmten Spannungslinien (nach KRAISSL) überein.
[8] Parallel zum Verlauf der Spannungslinien geführte chirurgische Schnitte sollen mit geringerer Narbenbildung heilen.
[9] (Korrektur fett und unterstrichen): **9.1**: Die Lederhaut **(Dermis oder Corium)** ist ein dichtes Geflecht aus Kollagenfasern und elastischen Netzen; **9.2**: Die Papillarschicht verbindet **die Epidermis und die Dermis**; **9.3**: Das Stratum reticulare ist **zellarm**.
[10] Farbe des Bluts (Hautgefäße); *Melanozyten* (Menge des Pigments); Einlagerung von *Karotin* in die *Epidermis*

[11] **Vater-Pacini-Körperchen** – Tela subcutanea – Vibration (Änderung); **Ruffini-Kolben** – Dermis (Stratum papillare) – Druckänderungen (schnell adaptierend); **Merkel-Zellen** – Epidermis (Stratum basale) – Druck (langsam adaptierend); **Meißner-Körperchen** – Dermis (Stratum papillare) – Druckänderungen (schnell adaptierend)
[12] **< 5/cm²**: Temperaturrezeptoren, Vater-Pacini-Körperchen; **5 – 80/cm²**: Merkel-Zellen, Ruffini-Kolben; **> 80/cm²**: Meißner Körperchen, Schmerzrezeptoren
[13] **13.1**: den Sympathikus; **13.2**: Muskelzellen; **13.3**: arrector pili; **13.4**: Leitfähigkeit
[14] **14.1**: Nagelhaut; **14.2**: Lunula (vordere Grenze der Nagelmatrix); **14.3**: Nagelkörper (Corpus unguis); **14.4**: Nagelwall; **14.5**: Nagelwurzel (Radix unguis); **14.6**: Nagelbett (Hyponychium); **14.7**: Nageltasche (Matrix unguis); **14.8**: Nagelfalz; **14.9**: Fingerknochen; **14.10**: Nagelwall
[15] **15.1**: Nagelwurzel; **15.2**: Lebensalter; **15.3**: Behandlung/Therapie; **15.4**: Keimepithels
[16] Der Fingernagel stabilisiert die Fingerkuppe und bildet eine mechanisch feste Unterlage, die zur differenzierten Tastempfindung beiträgt.
[17] (Korrektur fett und unterstrichen): **17.1**: 100 – 350 Einzeldrüsen/**cm²**; **17.2**: Die höchste Dichte findet sich **an den Handflächen**; **17.3**: Sie sezernieren ein **schwach saures** Sekret; **17.4**: Fast alle Talgdrüsen kommen **assoziiert mit Haaren** vor.
[18] Im Bereich der Duftdrüsen findet sich kein Säureschutzmantel.
[19] **kalter, kleinperliger Schweiß** – beginnendes Kreislaufversagen, hypoglykämischer Schock; **nächtliches Schwitzen** – Tuberkulose, Hyperthyreose, Nierenfunktionsstörungen
[20] Die weibliche Brustdrüse setzt sich aus Drüsen-, Fett-, und Binde*gewebe* zusammen und ist durch Ligamenta suspensoria verschieblich mit der *Fascia pectoralis* verbunden. Der Drüsenkörper wird von 15 – 20 Einzel*drüsen* gebildet, die durch bindegewebige Retinaculae voneinander getrennt werden und in mehrere Milchgänge (*Ductus lactiferi*), Milchsäckchen (Sinus lactiferi) und jeweils einen *Ausführungsgang* (Ductus lactiferi colligens) münden. Die Ausführungsgänge münden einzeln auf der stärker pigmentierten Brustwarze (*Papilla mammaria*), die vom Warzenvorhof (Areola mammaria) umgeben ist.
[21] Lnn. paramammarii, axillares centrales, axillares apicales, supraclaviculares, parasternales

2 Achsenskelett und Leibeswand

[1] **1.1**: Corpus vertebrae; **1.2**: Pediculus arcus vertebrae; **1.3**: Lamina arcus vertebrae; **1.4**: Arcus vertebrae; **1.5**: Processus transversus (Querfortsatz); **1.6**: Procc. articulares superiores; **1.7**: Procc. articulares inferiores; **1.8**: Proc. spinosus (Dornfortsatz)

[2] **Processus costalis**: Vertebrae lumbales – 5 Wirbel; **Foramen transversum**: Vertebrae cervicales – 7 Wirbel; **Facies pelvina**: Os sacrum – hervorgegangen aus 5 Wirbeln und den dazugehörigen Bandscheiben; **Cornu coccygeum**: Os coccygis – entstanden aus 3 – 4 Wirbeln; **Fovea costalis processus transversi**: Vertebrae thoracicae – 12 Wirbel

[3] **3.1**: Thorakalwirbel (ovaler Corpus und rundes Foramen vertebrale); **3.2**: Lumbalwirbel (nierenförmiger Corpus vertebrae mit dreieckigem Foramen vertebrale und Processus costalis); **3.3**: Zervikalwirbel (gegabelter Proc. spinosus (Dornfortsatz) und Foramen transversarium (Tuberculum ant. et post.) mit quadratischem Corpus) Allgemein: Vergrößerung des Wirbelkörpers und Verkleinerung des Foramen vertebrale von zervikal nach lumbal

[4] Der *Discus intervertebralis* besteht aus einem äußeren, straffen *Anulus fibrosus* und einem gallertigen, inneren Kern *(Nucleus pulposus)*; Degenerationen gehen stets vom Nucleus pulposus aus. Aufgrund eines Wasserverlustes kann im Laufe des Lebens der Quelldruck des *Nucleus pulposus* nachlassen und es kann zu Einrissen in den *Anulus fibrosus* kommen, durch die dann der *Nucleus pulposus* nach dorsal und lateral austreten und so die Spinalnerven komprimieren kann. Der während des Lebens und in geringerem Ausmaß auch während des Tages auftretende Wasserverlust führt auch zu einer Reduktion der Körpergröße.

[5] Die Begriffe **Kyphose** und **Lordose** kennzeichnen die sich im Zusammenhang mit der Entwicklung des aufrechten Ganges herausbildenden physiologischen Krümmungen der Wirbelsäule nach dorsal (Kyphose: thorakal, sakral, coccygeal) und ventral (Lordose: zervikal, lumbal), während **Skoliose** die pathologische, weil übermäßige seitliche Krümmung der Wirbelsäule meint.

[6] **6.1**: Lig. longitudinale ant.; **6.2**: Lig. longitudinale post.; **6.3**: Lig. intertransversarium; **6.4**: Ligg. flava; **6.5**: Lig. interspinale; **6.6**: Lig. supraspinale; **6.7**: Lig. longitudinale ant.; **6.8**: Sie hemmen die Bewegung und sichern die Bandscheiben.

[7] **7.1**: BWS; **7.2**: HWS; **7.3**: LWS; **7.4**: Die von der HWS zur LWS stattfindende Verlagerung der Gelenkflächen von einer eher frontalen in eine sagittale Stellung geht einher mit einer verringerten Rotationsfähigkeit, die in Hinblick auf die Gewichtsbelastung der LWS biologisch Sinn macht.

[8] **8.1**: 12; **8.2**: 7; **8.3**: verae; **8.4**: 5; **8.5**: spuriae; **8.6**: 8 – 10; **8.7**: 11 – 12; **8.8**: fluctuantes

[9] **9.1**: Manubrium sterni (um 180° gedreht!); **9.2**: Corpus sterni (um 180° gedreht!); **9.3**: Processus xiphoideus; **9.4**: Incisura costalis prima; **9.5**: Incisura clavicularis; **9.6**: Incisura jugularis; **9.7**: Incisura costalis secunda

[10] Die Sternalpunktion zur Gewinnung von rotem Knochenmark für Untersuchungen des blutbildenden Systems wird in der Medianlinie im *Corpus sterni* zwischen den Ansätzen der 2. und 3. Rippe durchgeführt, niemals jedoch in den unteren 2/3 des *Corpus sterni*. Die Gefahr liegt im zu tiefen Vordringen der Punktionsnadel und in damit verbundenen Verletzungen des darunter liegenden Gewebes. Der untere Bereich des *Corpus sterni* ist von Punktionen ausgenommen, da hier aufgrund von Verschmelzungsdefekten der paarigen Sternumanlagen Fissuren auftreten können *(Fissura sterni congenita)*.

[11] **Sulcus a. subclaviae**: 1. Rippe; **Sulcus costae**: 2. – 10. Rippe; **Tuberositas m. scaleni anterioris**: 2. Rippe; **kein Tuberculum costae**: 11./12. Rippe

[12] **12.1**: b; **12.2**: a; **12.3**: Der Umfang der Rippenbewegung in den Rippengelenken wird maßgeblich durch die Beweglichkeit im Rippenknorpel bestimmt. Kalkeinlagerungen führen im Alter zu einer Versteifung dieses Bereichs und damit verbunden zu geringeren Bewegungen der Rippen.

[13] **13.1**: tiefe; **13.2**: oberflächliche; **13.3**: Hypomer; **13.4**: dorsalen; **13.5**: Epimer; **13.6**: autochthone; **13.7**: Metamerie; **13.8**: Rektusscheide

[14] **M. rectus abdominis**: Processus xiphoideus, Außenfläche der Rippenknorpel 5 – 7 – Crista pubica – Nn. intercostales Th5 – Th12; **M. obliquus externus abdominis**: Außenfläche der 8. – 12. Rippe – Labium externum (Crista iliaca), Rektusscheide, Linea alba – Nn. intercostales Th5 – Th12; **M. obliquus internus abdominis**: Linea intermedia (Crista iliaca), Fascia thoracolumbalis (tiefes Blatt), Spina iliaca anterior superior – untere Ränder der drei unteren Rippen, Rektusscheide (Lamina anterior et posterior; Linea alba) – Nn. intercostales Th10 – Th12, L1; **M. transversus abdominis**: Innenfläche der Knorpel der 7. – 12. Rippe, Fascia thoracolumbalis (tiefes Blatt), Labium internum (Crista iliaca), Spina iliaca anterior superior, Ligamentum inguinale – Rektusscheide kranial der Linea arcuata (Lamina posterior) – Nn. intercostales Th7 – Th12, L1

[15] **beidseitige Kontraktion bei festgestelltem Becken**: Ventralflexion des Rumpfes als Antagonist zum M. erector spinae und Aufrichten aus der Rückenlage (wichtiger hierbei: *M. iliopsoas*); **einseitige Kontraktion**: Unterstützung der durch den *M. erector spinae* vermittelten *ipsilateralen* Rumpfneigung; **Rumpfdrehung** bei kombinierter Kontraktion des *M. obliquus externus abdominis* der einen und des *M. obliquus internus abdominis* der jeweils anderen Seite; bei festgestellter Wirbelsäule und Becken senken die Bauchmuskeln die Rippen und wirken so **exspiratorisch**; **Bauchpresse**, hauptsächlich vermittelt durch *M. transversus abdominis*; **15.1**: Erweiterung des Thoraxraums bei Inspiration ist aufgrund der Inkompressibilität des Bauchraums immer mit der reflektorischen Erschlaffung der Bauchmuskeln verbunden.

[16] Die Rektusscheide wird von den flächigen Ansatzsehnen *(Aponeurosen)* der Bauchmuskeln gebildet und koppelt die Muskeln der seitlichen und vorderen Bauchwand mechanisch.

[17]
[18] Die *Linea arcuata* (DOUGLAS-Linie) ist eine horizontal bogenförmig verlaufende Linie ca. 5 cm unterhalb des Nabels.
[19] 19.1: autochthone; **19.2**: Dornfortsätze; **19.3**: Fascia thoracolumbalis; **19.4**: lumbalen; **19.5**: zervikal; **19.6**: medialen; **19.7**: Rr. dorsales; **19.8**: lateralen; **19.9**: Systeme; **19.10**: rotatores breves et longi
[20] 20.1: streckende; **20.2**: einseitiger; **20.3**: longitudinal; **20.4**: Rotation; **20.5**: Muskelspindeln; **20.6**: Beugung
[21] 21.1: Das *Dermatom* ist neben dem *Myotom* (Muskulatur) und *Sklerotom* (Knorpel) ein Derivat des aus *paraxialem Mesoderm* entstehenden *Somiten*. Die auswachsenden Spinalnerven sind von Beginn ihrer Entwicklung eng mit *Somiten* assoziiert, treten durch seinen anterioren Anteil und verzweigen sich in der von jeweils einem Dermatom gebildeten Dermis und Subkutis; **21.2**: Wichtig für ihre diagnostische Bedeutung ist die Tatsache, dass die relative Lage der Dermatome zueinander in Abhängigkeit der vermittelten Sinnesqualität schwankt. Während die *Dermatome der Berührungsempfindung* sich dachziegelartig überlappen und so die Diagnose der Schädigung einer einzelnen Hinterwurzel unmöglich machen, sind die *Dermatome der Schmerzempfindung* schmaler und überlappen geringgradiger.
[22] 22.1: richtig; **22.2**: falsch (richtig: Es wird davon ausgegangen, dass bei der Vermittlung **sensibler** Information **Afferenzen** aus den inneren Organen mit denen der Rumpfwand „verwechselt" und damit fehlgedeutet werden.); **22.3**: richtig
[23] 23.1: Fremdreflexe; **23.2**: spinalen; **23.3**: Th12; **23.4**: Eigen; **23.5**: Rippenbogen; **23.6**: Rippenbogen; **23.7**: S3 – S5
[24] 24.1: Die arterielle Blutversorgung der Rumpfwand erfolgt über segmentale Leitungsbahnen für die tiefen Muskeln und über Äste der *A. subclavia* für die oberflächlichen, eingewanderten Muskeln und spiegelt damit die entwicklungsgeschichtliche Herkunft der Muskeln wieder. Die Äste der ventralen Seite entspringen aus longitudinal verlaufenden Gefäßen *(A. thoracica interna, A. iliaca externa, A. femoralis)*; **24.2**: *Aa. intercostales I* und *II* gemeinsam aus der *A. intercostalis suprema* (Ast des *Truncus costocervicalis*), *A. thoracica superior* für beide oberen Interkostalräume als variabler Ast der *A. subclavia*
[25] (Korrektur fett und unterstrichen): **25.1**: am **Unterrand** der jeweiligen Rippe; **25.2**: von **kranial** nach **kaudal**; **25.3**: **dorsal** der Axillarlinie; **25.4**: am **Oberrand** der Rippe
[26] Die *A. thoracica interna* und Anastomosen der aus ihr hervorgehenden *Aa. intercostales anteriores* mit aus der Aorta unterhalb der Engstelle entspringenden hinteren *Aa. intercostales posteriores*, in denen es zu einer Strömungsumkehr des Blutes kommt. Desweiteren: A. thoracica interna – A. epigastrica superior – A. epigastrica interior – A. iliaca externa

[27] 27.1: V. epigastrica superficialis; **27.2**: V. thoracoepigastrica; **27.3**: V. circumflexa ilium superficialis; **27.4**: V. femoralis; **27.5**: Hohlvenen; **27.6**: V. portae hepatis; **27.7**: Caput medusae
[28] 28.1: Linea mediana posterior; **28.2**: Linea paravertebralis; **28.3**: Linea scapularis; **28.4**: Linea axillaris anterior; **28.5**: Linea mediana anterior; **28.6**: Linea sternalis; **28.7**: Linea parasternalis; **28.8**: Linea medioclavicularis
[29] *Vertebra prominens:* der am stärksten nach dorsal hervortretende und daher tastbare 7. Zervikalwirbel; die Verbindungslinie beider Schulterblattgräten *(Spinae scapulae)* schneidet den Dornfortsatz des 3. Thorakalwirbels; die Verbindungslinie der beiden unteren Schulterblattwinkel *(Angulus inferior scapulae)* schneidet den Dornfortsatz des 7. Thorakalwirbels; die Verbindungslinie der beiden höchsten Punkte der Darmbeinkämme schneidet den Dornfortsatz des 4. Lumbalwirbels
[30] 30.1: oberflächliche; **30.2**: dem Darmbeinkamm; **30.3**: M. erector spinae; **30.4**: M. erector spinae
[31] 31.1: Aponeurose des M. obliquus externus abdominis, Fibrae intercrurales; **31.2**: Peritoneum parietale, Fascia transversalis, Lig. reflexum, Lig. interfoveolare, Plica umbilicalis laterale; **31.3**: Anteile des M. obliquus internus abdominis und M. transversus abdominis; **31.4**: Nach innen gebogener, kaudaler Anteil des Lig. inguinale, Lig. reflexum; **31.5**: Anulus inguinalis superficialis; **31.6**: Anulus inguinalis profundus; **31.7**: Der Leistenkanal ist beim Mann aufgrund der größeren Länge und Durchmessers häufiger von Leistenhernien betroffen.
[32] Als *Hernie* (Bruch) wird die Ausstülpung von Bauchinhalt (Darmschlingen, *Omentum majus, Tuba uterina, Ovar*) durch präformierte oder sekundär entstandene Kanäle oder Lücken in Form eines Bruchsacks bezeichnet. Kennzeichen erworbener Hernien sind präformierte Schwachstellen (z.B. *Canalis inguinalis*). Hernien sind gefährlich, weil durch Abklemmung der Blutgefäße Nekrosen des entsprechenden Gewebes entstehen können; **Schwachstellen**: *Fossa inguinalis* und *Anulus inguinalis profundus* – lateraler oder indirekter Leistenbruch (angeboren oder erworben); *Fossa inguinalis medialis* – medialer oder direkter Leistenbruch (= immer erworben); Nabel mit *Anulus umbilicus* – Nabelhernie; *Linea alba* – Hernia ventralis oder epigastrica; Bauchwandaponeurosen in der *Linea semilunaris* – Hernia ventralis lateralis *(SPIEGHEL-Hernie)*
[33] 33.1: Plica umbilicalis mediana; **33.2**: Plica umbilicalis medialis; **33.3**: Plica umbilicalis lateralis; **33.4**: Fossa inguinalis medialis; **33.5**: Fossa inguinalis lateralis; **33.6**: Rest des embryonalen Urachus (Plica umbilicalis mediana); **33.7**: distale obliterierte Strecke der Aa. umbilicales (Plica umbilicalis medialis); **33.8**: A. epigastrica interior (Plica umbilicalis lateralis)
[34] 34.1: Wirbel sind von L1 (z. T.) – S2 (z. T.) abgebildet; *Spatium epidurale*, mit Fettgewebe gefüllt; **34.2**: dorsaler Bandscheibenprolaps (= transligamentärer Bandscheibenvorfall) bei L3/L4; **34.3**: durch Risse im *Anulus fibrosus* ist *Nucleus-pulposus-Gewebe* durch das dorsale Längsband *(Lig. longitudinale posterius)* ausgetreten. Treten Teile des *Nucleus pulposus* nach dorsal, ohne das Band zu verletzen, spricht man von einem *subligamentären Prolaps*;

[35] Die *A. vertebralis* verläuft durch die *Foramina transversaria* des 2. – 6. Halswirbels und tritt durch das *Foramen magnum* in die Schädelhöhle ein, wo sie sich mit dem gleichnamigen Gefäß der Gegenseite zur *A. basilaris* vereinigt. Die *A. vertebralis* ist über den *Circulus arteriosus cerebri* an der Basalseite mit dem Einstromgebiet der *A. carotis int.* und durch Anastomosen im Bereich der autochthonen Rückenmuskulatur mit Ästen der *A. occipitalis* verbunden.

3 Schultergürtel und odere Extremität

[1] **1.1**: rechte Seite; **1.2**: Mittelstück des Corpus claviculae; **1.3**: Corpus claviculae; **1.4**: Extremitas sternalis; **1.5**: Impressio ligamenti costoclavicularis; **1.6**: Sulcus musculi subclavii; **1.7**: Tuberculum conoideum; **1.8**: Extremitas acromialis

[2] **2.1**: rechte Scapula von dorsal; **2.2**: Facies articularis acronii claviculae; **2.3**: die dem Brustkorb zugewandte ventrale Vorderfläche der Scapula; **2.4**: Acromion; **2.5**: Tuberculum infraglenoidale; **2.6**: Fossa infraspinata; **2.7**: Margo lateralis; **2.8**: Angulus inferior; **2.9**: Margo medialis; **2.10**: Fossa supraspinata; **2.11**: Angulus superior; **2.12**: Margo superior; **2.13**: Incisura scapulae; **2.14**: Spina scapulae; **2.15**: Proc. coracoideus

[3] Beim Bau der Scapula handelt es sich um eine Rahmenkonstruktion, bei der verstärkte Randbereiche im Bereich des *Collum scapulae* vereinigt sind. Der auf das Schultergelenk lastende Druck wird auf den verstärkten Rahmen abgeleitet. Der *Margo lateralis* ist der stärkste Teil des Rahmens, während die *Fossa supra-* und *infraspinata* Bereiche relativer Entlastung darstellen. Hier kann u.U. Knochen reduziert sein, und kleinere *Foramina* auftreten.

[4] **4.1**: V, P; **4.2**: VH, P; **4.3**: H, IM; **4.4**: V, D; **4.5**: H, D; **4.6**: V, P; **4.7**: V, P; **4.8**: VH, D; **4.9**: V, P; **4.10**: V, D; **4.11**: V, IM; **4.12**: VH, P; **4.13**: VH, P; **4.14**: VH, D; **4.15**: VH, D

[5] Die proximale Epiphysenlinie liegt zunächst (< 5 J.) im Bereich des *Collum anatomicum* (primäre proximale Epiphysenfuge) und wird später (5 – 6 J.) außen unter das *Tuberculum majus* verlagert (sekundäre Epiphysenfuge). In der Adoleszenz ist die Epiphysenlinie im Bereich der *Tubercula* zu finden (tertiäre Epiphysenfuge). Von den zwei distalen Epiphysenlinien umfasst eine den *Epicondylus med.* und den Gelenkkörper, die andere den *Epicondylus lat.* 2/3 des Wachstums finden im Bereich der proximalen Epiphyse statt. Die Lageveränderungen während der Entwicklung besitzen u.a. Konsequenzen für deren Empfindlichkeit gegenüber Verletzungen. Gewalteinwirkung auf die Epiphyse kann zu einer „Epiphysenlösung" führen und eine bleibende Verkürzung des Arms zur Folge haben.

[6] **6.1**: R; **6.2**: U; **6.3**: U; **6.4**: R; **6.5**: U; **6.6**: R; **6.7**: U; **6.8**: U; **6.9**: U; **6.10**: R/U; **6.11**: R

[7] **7.1**: Os hamatum; **7.2**: Os capitatum; **7.3**: Os trapezoideum; **7.4**: Os trapezium; **7.5**: Os scaphoideum; **7.6**: Os lunatum; **7.7**: Os triquetrum mit Os pisiforme; **7.8**: „Das Schiffchen *(Scaphoideum)* fährt im Mondenschein *(Lunatum)* im Dreieck *(Triquetrum)* um das Erbsenbein *(Pisiforme)*, Vieleck groß *(Trapezium)*, Vieleck klein *(Trapezoideum)*, der Kopf *(Capitatum)* muss beim Hammer *(Hamatum)* sein"; **7.9**: knöcherner Ausriss des *Processus styloideus ulnae* und Kahnbeinfraktur mit Dislokation der Fragmente sowie metakarpale Luxation

[8] **8.1**: Acromion; **8.2**: Clavicula; **8.3**: Processus coracoideus; **8.4**: Cavitas glenoidalis; **8.5**: Tuberculum minus; **8.6**: Tuberculum majus; **8.7**: *Articulatio acromioclavicularis*, subacromiales Gleitlager, *Articulatio humeri*; **8.8**: **Veränderung**: Der Humeruskopf erscheint nach ventral unter die Pfanne verlagert, **Befund**: Vordere untere Schulterluxation, die häufigste der Schulterluxationen *(Luxatio subcoracoidea)*. Sie ist oft mit einer Impressionsfraktur der dorsolateralen Zirkumferenz des Humeruskopfes („HILL-SACHS-Läsion") und einer entsprechenden Verletzung des vorderen Pfannenrands („BANKART-Läsion") verbunden.

[9] **9.5**: trifft nicht zu

[10] **10.1**: Lig. coracoclaviculare (Lig. trapesoideum/Log. conoideum); **10.2**: Lig. acromioclaviculare; **10.3**: Lig. coracoacromiale; **10.4**: Acromion; **10.5**: Proc. coracoideus; **10.6**: Lig. coracohumerale; **10.7**: Vagina synovialis intertubercularis; **10.8**: Capsula articularis/Ligg. glenohumeralia; **10.9**: Recessus axillaris; **10.10**: Collum scapulae

[11] Der *Fornix humeri* (Schulterdach) besteht aus *Processus coracoideus, Lig. coracoacromiale* und *Acromion*. Das Schulterdach hemmt Bewegungen des Humerus nach oben *(Elevation)* über 90°, diese Bewegungen erfordern daher die Mitbewegung der *Scapula*.

[12] **Anteversion**: 90/170; **Retroversion**: 40/40; **Abduktion**: 90/180; **Adduktion**: 30/40; **Innenrotation**: 70/100; **Außenrotation**: 60/90

[13] Bei Ruhigstellung des Gelenks in Nullstellung (z.B. bei Entzündungen oder Frakturen) kommt es bereits nach einer Woche zu einem die Beweglichkeit des Gelenks einschränkenden Schrumpfen bzw. Verkleben des *Recessus axillaris*. Um dem vorzubeugen, wird das Schultergelenk in Abduktionsstellung und bei leichter Anteversion (30°) eingeschient.

[14] **medial**: *Articulatio sternoclavicularis*, funktionelles Kugelgelenk mit drei Freiheitsgraden; **lateral**: *Articulatio acromioclavicularis*, entspricht vom Bewegungsumfang einem Kugelgelenk, dessen Bewegungsspielraum durch Nachbarschaft zum Brustkorb eingeschränkt ist.

[15] **15.1**: A; **15.2**: I; **15.3**: A; **15.4**: I; **15.5**: I; **15.6**: I; **15.7**: A

[16] 16.1: ; 16.2: Längsschnitt durch das Humeroulnargelenk; 16.3: Membrana fibrosa; 16.4: Olecranon; 16.5: Fettgewebe zwischen Membrana synovialis und fibrosa; 16.6: Membrana synovialis; 16.7: Trochlea humeri; 16.8: Processus coronoideus; 16.9: Lig. collaterale radiale; 16.10: Lig. anulare radii; 16.11: Lig. collaterale ulnare

[17] 17.1: Facies articularis carpalis (Radius), Discus articularis (Discus ulnocarpalis); 17.2: proximale Reihe der Handwurzelknochen (Os scaphoideum, Os lunatum, Os triquetrum); 17.3: Ellipsoidgelenk mit 2 Freiheitsgraden

[18] 18.1: dorsal; 18.2: palmar/ventral; 18.3: Die Dorsalseite besitzt größere, flächig verlaufende, dünne Bänder, während auf der Palmarseite radial vom Os capitatum verlaufende Bänder (Gesamtheit: Lig. carpi radiatum) auffallen.

[19] **Verlauf**: Der zweiköpfige Oberarmmuskel entspringt mit seinem *Caput longum* am *Tuberculum supraglenoidale* und mit dem *Caput breve* am *Proc. coracoideus*. Die Sehne des *Caput longum* verläuft durch das Gelenk, welches sie im *Sulcus intertubercularis* verlässt. Der aus der Verschmelzung beider Köpfe gebildete Muskelbauch setzt mit der Hauptsehne an der *Tuberositas ulnae* an, während die Nebensehne als *Aponeurosis m. bicipitis brachii* in die Fascie des Unterarms einstrahlt; **Funktion**: Bei festgestelltem Ellbogengelenk wirkt der Muskel als Innenrotator und bewirkt eine Anteversion, wobei der lange Kopf beim außen rotierten und supinierten Arm als Abduktor wirkt. Im Ellbogengelenk ist der ganze Muskel ein Beuger und Außenrotator (Supinator) des Radius.

[20] **M. brachioradialis** – Processus styloideus radii; **M. biceps brachii** – Tuberositas radii; **M. brachialis** – Tuberositas ulnae; **M. extensor carpi radialis longus** – Os metacarpale II; **M. extensor carpi radialis brevis** – Os metacarpale III; **M. triceps brachii** – Olecranon ulnae; **M. anconeus** – Olecranon ulnae; **M. pronator teres** – Radius

[21] 21.1: descendens; 21.2: M. serratus anterior; 21.3: Drehung; 21.4: Fornix humeri; 21.5: Elevation

[22] **M. serratus anterior**, gegliedert in (a) *pars superior*, (b) *pars intermedia* und (c) *pars inferior*; **Ursprung**: (a): 1. – 2. Rippe, (b): 2. – 4. Rippe, (c): 5. – 9. Rippe; **Ansatz**: (a): *Angulus sup.*, (b): *Margo medialis*, (c): *Angulus inf.*; **Innervation**: *N. thoracicus longus* (C5 – C7); **Funktion**: Ventral- und Kaudalbewegung des Schulterblatts, Drehung der Scapula, Inspiration. Bei Lähmung des Muskels hebt sich der mediale Rand der Scapula vom Thorax ab *(Scapula alata)* und die Elevation des Arms über die Horizontale ist beeinträchtigt.

[23] 23.1: Caput humeri; 23.2: Scapula; 23.3: M. coracobrachialis; 23.4: M. deltoideus; 23.5: M. infraspinatus; 23.6: Sehne des M. biceps brachii (Caput longum) im Sulcus intertubercularis; 23.7: M. pectoralis major; 23.8: M. pectoralis minor; 23.9: M. subscapularis; 23.10: M. serratus ant.; 23.11: Die Sehne des M. biceps brachii caput longum erscheint aus dem Sulcus intertubercularis nach ventral verlagert und verläuft daher nicht in der physiologischen Zugrichtung des Muskels; 23.12: Ruptur der Bicepssehne im proximalen Anteil am Übergang zum Muskel (der intakte, kontrahierte Muskelbauch ist nicht abgebildet)

[24] 24.1: M. flexor carpi ulnaris, M. flexor digitorum superfic., M. flexor digitorum prof., M. flexor carpi ulnaris; 24.2: M. extensor digitorum, M. extensor carpi ulnaris, M. extensor carpi radialis brevis, M. extensor carpi radialis longus; 24.3: M. extensor carpi ulnaris, M. extensor digitorum, M. flexor digitorum prof.; 24.4: M. flexor carpi radialis, M. extensor carpi radialis

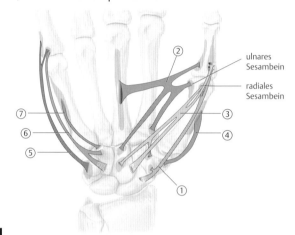

[25]
[26] (Korrektur fett und unterstrichen): 26.1: entspringen von den **radialen** Seiten; 26.2: Sehnen des M. **flexor** digitorum profundus; 26.3: Dorsalaponeurosen des **2. – 5.** Fingers; 26.4: Flexion der **Fingergrundgelenke**; 26.5: Extension der **Mittel- und Endgelenke**; 26.6: Innervation erfolgt aus N. medianus und **N. ulnaris**

[27] 27.1: Flexion, Adduktion; 27.2: Opposition; 27.3: palmare Abduktion; 27.4: radiale Abduktion; 27.5: Retroposition

[28] 28.1: Rückenmark; 28.2: Nervenwurzel (Radix post.); 28.3: Plexus; 28.4: peripherer Nerv; 28.5: Dermatom; 28.6: In der Peripherie sammeln sich die sensiblen Fasern eines Wurzelsegments wieder, die zuvor im Bereich des Plexus durchmischt und auf verschiedene periphere Nerven verteilt wurden, und versorgen hier einen segmentalen Hautbezirk. Die Organisation efferenter Fasern ist prinzipiell hiermit vergleichbar. Einzelne Muskeln werden zumeist von einem einzelnen Nerv versorgt, der Fasern verschiedener Wurzelsegmente enthält, die im Bereich des Plexus untereinander vermischt wurden und im Nerv neu miteinander kombiniert wurden.

[29] C-B-D-A-E

[30] 30.1: Skalenus-Lücke; 30.2: kostoklavikuläre Passage; 30.3: Passage der Regio subpectoralis; 30.4: M. scalenus ant.; 30.5: M. scalenus med.; 30.6: Plexus brachialis; 30.7: A. subclavia; 30.8: V. subclavia; 30.9: M. pectoralis min.

[31] **N. axillaris** – Fasc. posterior – Truncus sup. – C5, 6; **N. musculocutaneus** – Fasc. lateralis – Truncus sup. – C5, 6; **N. radialis** – Fasc. posterior – Truncus superior/medialis/inferior – C5–8; **N. ulnaris** – Fasc. medialis – Truncus inferior – C8, Th1; **N. medianus** – Fasc. medialis/lateralis – Truncus superior/medialis/inferior – C6–Th1.

[32] Vegetative Fasern legen sich somatischen Nerven an und werden über den *Plexus brachialis* den peripheren Zielgebieten zugeleitet. Die zu innervierenden Strukturen umfassen u.a. Schweißdrüsen und Blutgefäße, die ausschließlich sympathisch innerviert sind. Die bei *N. medianus*-Schädigungen beobachteten trophischen Störungen im Bereich der Hand werden u.a. auf den hohen Anteil sympathischer Fasern im Nerv zurückgeführt.

[33] *N. axillaris* im Bereich des *Collum chirurgicum*; *N. radialis* im *Sulcus radialis*; *N. ulnaris* dorsal des *Epicondylus medialis* (*Sulcus nervi ulnaris*)

[34] **34.1**: N. axillaris; **34.2**: N. radialis; **34.3**: Plexus brachialis; **34.4**: N. musculocutaneus; **34.5**: Plexus brachialis; **34.6**: N. medianus/N. ulnaris

[35] Das Autonomgebiet ist der von einem Nerv alleine sensibel versorgte Bezirk, während das größere Maximalgebiet des gleichen Nervs die Innervation zusätzlicher Nerven einschließt. Sensibilitätsstörungen machen sich zunächst als Störung im Autonomgebiet bemerkbar.

[36] **M. biceps brachii**: C5, C6; **M. brachioradialis**: C5, C6; **M. triceps brachii**: C6, C7; **Fingerbeuger**: C8; **Daumen**: C6; **Mittelfinger**: C7; **Kleinfinger**: C8; **Ellbogen**: Th1

[37] adi – bfh – ceg; **37.1**: d = Fallhand, e = Schwurhand, f = Krallenhand; **37.2**: R. superficialis n. radialis

[38] **38.1**: der geringste Abstand, unter dem zwei auf die Haut aufgesetzte Punkte als zwei Berührungspunkte erkannt werden; **38.2**: 4; **38.3**: 6; **38.4**: 3; **38.5**: 6; **38.6**: 6,5; **38.7**: 4; **38.8**: der wahrnehmbare Abstand ist deutlich größer; **38.9**: der Abstand sollte 5 mm nicht überschreiten

[39] **39.1**: V. mediana cubiti; **39.2**: V. basilica; **39.3**: V. cephalica; **39.4**: V. mediana cephalica; **39.5**: subkutane Venen, die aufgrund ihrer leichten Verschiebbarkeit, dem Druck der zur Blutentnahme aufgesetzten Nadel ausweichen.

[40] Die tiefen Venen verlaufen eng assoziiert mit den gleichnamigen arteriellen Gefäßen. Hierbei wird eine Arterie zumeist von zwei deutlich dünner-kalibrigen Venen begleitet, die durch Queranastomosen miteinander verbunden sind. Die Gefäße werden von einer gemeinsamen Bindegewebsscheide umgeben. Die Venen sind dabei so in die umgebende Muskulatur eingebettet, dass sie bei Bewegungen der Extremität nicht abgeklemmt werden.

[41] **41.1**: A. thoracia lat.; **41.2**: A. thoracoacromialis; **41.3**: A. thoracodorsalis; **41.4**: A. circumflexa ant. humeri; **41.5**: A. circumflexa humeri post.

[42] A. subscapularis – R. prof. (A. transversa cervicis); A. circumflexa scapulae – A. suprascapularis; A. thoracoacromialis – A. suprascapularis; A. circumflexa humeri ant. – A. circumflexa humeri post.; **42.1**: Kenntnis der Umgehungskreisläufe ist wichtig für Gefäßunterbindungen, z.B. sollte die A. axillaris möglichst oberhalb des Abgangs der A. subscapularis abgebunden werden, da dann das Blut über die A. suprascapularis, A. circumflexa scapulae und A. subscapularis wieder zurück in die A. axillaris fließt.

[43] D-C/E-F/G-A-B-N-H-I/M/K-O-L

[44] Die *A. brachialis* kann an dieser Stelle ohne Gefahr unterbunden werden, da über die A. profunda brachii bzw. über die *A. collateralis radialis et media* Blut in das *Rete articulare cubiti* gelangt und so ein ausreichender Kollateralkreislauf existiert.

[45] **45.1**: A. collateralis ulnaris sup.; **45.2**: A. brachialis; **45.3**: A. recurrens ulnaris; **45.4**: A. ulnaris; **45.5**: A. interossea ant.; **45.6**: Arcus palmaris superficialis; **45.7**: Aa. digitales communes; **45.8**: Aa. digitales palmares; **45.9**: A. recurrens radialis; **45.10**: A. radialis; **45.11**: Pulswelle (kann im unteren Drittel der Sehne des M. brachioradialis getastet werden); **45.12**: Arcus palmaris profundus

[46] Versorgung über unterschiedliche Äste der *A. radialis*. Da anders als beim Os lunatum z.B. keine intraossären Anastomosen zwischen beiden Versorgungsgebieten bestehen, kann es infolge von Kahnbeinfrakturen, die zu den am häufigsten beobachteten Frakturen der Handwurzel zählen, zur Entwicklung von *Pseudarthrosen* kommen.

[47] Der *Plexus lymphaticus axillaris* besteht aus ca. 30 – 60 Lymphknoten und wird in drei Gruppen unterteilt (untere, mittlere, obere Gruppe), die untereinander durch Lymphgefäße in Verbindung stehen. Sie erhalten Zufluss von Arm, Schultergürtel und Brustwand. Aus onkochirurgischer Sicht werden die Lymphknotengruppen einzelnen Etagen oder Levels zugeordnet (untere Gruppe: I; mittlere Gruppe: II; obere Gruppe: III).

[48] Die *Lnn. supraclaviculares* sind aufgrund ihrer Lage leicht zugänglich und besitzen daher besondere Bedeutung für die Diagnostik von bösartigen Geschwulsten des Magens und der Leber.

[49] Während der Embryonalentwicklung wird eine oberflächliche und eine tiefe A. brachialis angelegt. In seltenen Fällen wird das oberflächliche Gefäß nicht zurückgebildet und persistiert. Aufgrund seiner oberflächlichen Lage im Bereich der Ellenbeuge (*A. ulnaris superficialis*) kann es bei Punktionen irrtümlich verletzt werden. Intraarterielle Injektionen können bei bestimmten Medikamenten ernste Folgen haben.

[50] **radiale GNS**: M. brachioradialis – R. superficialis n. radialis, A./V. radialis; **ulnare GNS**: M. flexor carpi ulnaris – N. ulnaris, A./V. ulnaris; **mittlere GNS**: M. flexor carpi radialis (distal) – N. medianus; **dorsale ZKS**: M. extensor digitorum – R. prof. (N. radialis), A./V. interossea post.; **volare ZKS**: kein Leitmuskel – Vasa interossea ant., N. interosseus antebrachii ant.

[51] N./A. ulnaris, Sehne des M. palmaris longus

[52] **52.1**: Fascia brachii; **52.2**: M. coracobrachialis; **52.3**: N. medianus; **52.4**: N. ulnaris; **52.5**: A. und V. brachialis; **52.6**: N. radialis; **52.7**: M. triceps brachii (Caput mediale); **52.8**: M. triceps brachii (Caput mediale); **52.9**: M. triceps brachii (Caput laterale); **52.10**: Septum intermusculare brachii laterale; **52.11**: Humerus; **52.12**: M. deltoideus; **52.13**: Septum intermusculare brachii mediale; **52.14**: M. biceps brachii; **52.15**: V. cephalica; **52.16**: N. musculocutaneus; **52.17**:

[53] Die Streckersehnen werden durch sechs Fächer im *Retinaculum extensorum* fixiert und durch Sehnenscheiden gleitfähig gehalten. Die Streckersehnen des 1. und 3. Fachs begrenzen die sog. *Tabatière (Fovea radialis)*, an deren Boden die *A. radialis* lokalisiert ist. Druckschmerz in der *Tabatière* gilt klinisch als Hinweis auf Fraktur des *Os scaphoideum (Kahnbein)*.
[54] **54.1**: 4; **54.2**: 4; **54.3**: 3; **54.4**: 1; **54.5**: 1; **54.6**: 2; **54.7**: 5; **54.8**: 6

4 Becken und untere Extremität

[1] **1.1**: Os ischii; **1.2**: Os pubis; **1.3**: Os ilii; **1.4**: Tuber ischiadicum; **1.5**: Spina ischiadica; **1.6**: Ramus sup. ossis pubis; **1.7**: Ramus inf. ossis pubis; **1.8**: Spina iliaca ant. inf.; **1.9**: Foramen obturatum; **1.10**: Pecten ossis pubis; **1.11**: Linea arcuata; **1.12**: Incisura acetabuli; **1.13**: Spina iliaca post. inf.; **1.14**: Spina iliaca post. sup.; **1.15**: Spina iliaca ant. sup.; **1.16**: Crista iliaca mit Labium ext., Linea intermedia und Labium int.; **1.17**: Linea glutea post.; **1.18**: Linea glutea ant.; **1.19**: Linea glutea inf.; **1.20**: Facies auricularis; **1.21**: linke Abb. = lateral, rechte Abb. = medial
[2] Die *Linea terminalis* verläuft vom *Promontorium* entlang der *Linea arcuata* über die Schambeinkämme (Pecten ossis pubis) bis zum Oberrand der *Symphyse*.
[3] **3.1**: Diameter conjugata (Conjugata vera – ca. 11 cm); **3.2**: Diameter transversa (ca. 13 cm); **3.3**: Diameter obliqua I (ca. 12 cm); **3.4**: Diameter obliqua II (ca. 12 cm); **3.5**: Symphysenspalt (bis 0,6 cm, Multipara); **3.6**: Conjugata vera; **3.7**: Die Bänder der *Symphysis pubica* und die der Sakroiliakalgelenke werden während der Schwangerschaft durch die Wirkung des Hormons *Relaxin* gelockert („Beckenringlockerung"), bei mehrfach gebärenden Frauen *(Multipara)* erfährt der Symphysenspalt damit eine Vergrößerung.
[4] **Frau**: Foramina obturata quer eingestellt, Arcus pubicus, Distantia intercristalis (groß), Darmbeinschaufeln flach eingestellt; **Mann**: Foramina obturata längs eingestellt, Angulus subpubicus, Distantia intercristalis (klein), Darmbeinschaufeln steil eingestellt; **4.1**: Daumen/Zeigefinger: 90 – 100°; **4.2**: Zeigefinger/Mittelfinger: ca. 70°
[5] **5.1**: Beckenneigung; **5.2**: Inclinatio; **5.3**: 60
[6] **6.1**: Trochanter major; **6.2**: Trochanter minor; **6.3**: Collum femoris; **6.4**: Caput femoris; **6.5**: Corpus femoris; **6.6**: Tuberculum adductorium; **6.7**: Epicondylus med.; **6.8**: Epicondylus lat.; **6.9**: Condylus med./lat.; **6.10**: Linea intertrochanterica; **6.11**: Crista intertrochanterica; **6.12**: Linea pectinea; **6.13**: Labium lat.; **6.14**: Labium med.; **6.15**: Linea aspera; **6.16**: Tuberositas glutea; **6.17**: Linea intercondylaris; **6.18**: Fossa intercondylaris; **6.19**: Facies poplitea; **6.20**: Facies patellaris; **6.21**: linke Abb. = rechtes Femur von vorne, rechte Abb. = rechtes Femur von hinten
[7] **3-jähriges Kind**: 145°; **Erwachsener**: 126°; **alter Mensch**: 120°; **7.1**: Der Collum-Corpus-Winkel ist bedeutsam für die Stabilität des Oberschenkelknochens. Je kleiner der Winkel desto größer ist das Risiko eines Oberschenkelhalsbruchs; **7.2**: *Coxa valga* bezeichnet einen übergroßen (140°), *Coxa vara* einen abnorm kleinen Collum-Corpus-Winkel (115°).

[8] **8.1**: Eminentia intercondylaris mit Tuberculum intercondylare med. und lat.; **8.2**: Tuberositas tibiae; **8.3**: Margo ant.; **8.4**: Caput fibulae; **8.5**: Malleolus lat.; **8.6**: Malleolus med.; **8.7**: Linea m. solei; **8.8**: Articulatio tibiofibularis; **8.9**: Syndesmosis tibiofibularis; **8.10**: Foramen nutricium; **8.11**: rechten; **8.12**: hinten; **8.13**: vorne
[9]

1. Os digitorum I	Os metatarsale I	Os cuneiforme med.	Os naviculare	Talus
2. Os digitorum II	Os metatarsale II	Os cuneiforme intermed.		
3. Os digitorum III	Os metatarsale III	Os cuneiforme lat.		
4. Os digitorum IV	Os metatarsale IV	Os cuboideum		Calcaneus
5. Os digitorum V	Os metatarsale V			

[10] **10.1**: Hüftbeine; **10.2**: Kreuzbein; **10.3**: sacrum; **10.4**: Sakroiliakalgelenken; **10.5**: Symphysis pubica
[11] Die *Symphyse* ist eine spezielle Form der *Synchondrose*, bei der die Knochenverbindung über Faserknorpel und nicht, wie bei Synchondrosen üblich, über hyalinen Knorpel hergestellt wird. Eine faserknorpelige Scheibe *(Discus interpubicus)* ist zwischen die mit hyalinem Knorpel überzogenen Anteile der Schambeine eingeschaltet.
[12] **12.1**: Lig. pubofemorale; **12.2**: Lig. iliofemorale; **12.3**: Membrana obturatoria; **12.4**: Lig. ischiofemorale; **12.5**: Zona orbicularis; **12.6**: Die Gelenkkapsel setzt vorne an der *Crista intertrochanterica*, hinten (dorsal) einen Fingerbreit proximal der *Linea intertrochanterica* an.
[13] **13.1**: Die Bänder besitzen einen schraubigen Verlauf und strahlen z. T. in die ringförmig verlaufende *Zona orbicularis* ein; **13.2**: Gehemmt werden Innenrotation *(Lig. iliofemorale, Lig. ischiofemorale)* und Adduktion *(Lig. pubofemorale)*; **13.3**: Entspannt ist das Hüftgelenk in leicht gebeugter und außenrotierter Lage, welche automatisch von Patienten mit schmerzhaften Gelenkergüssen eingenommen wird.
[14] (U) *Incisura acetabuli*, (A) *Fovea capitis femoris*. Beim Adulten besitzt es keine mechanische Bedeutung, es wird erst bei Luxation des Gelenks gespannt, bei der es weitere Abweichungen verhindern kann. Während der Entwicklung ist es gefäßführend. Bleibt das Gefäß durchgängig *(A. capitis femoris)*, kann es in der Folge von Oberschenkelhalsbrüchen mithelfen, die Blutzufuhr zu sichern.
[15] D
[16] Bänder; Menisci; kommunizierende Bursae

[17] Bursa suprapatellaris
[18] Die Bänder sind während der Entwicklung von dorsal in das Gelenk eingewandert. Sie liegen zwischen der *Membrana synovialis* und *fibrosa* und damit innerhalb der Kapsel *(intrakapsulär)*, doch außerhalb des Gelenks *(extrasynovial)*.
[19] **19.1**: Lig. collaterale tibiale (Epicondylus med. – Tibia) und fibulare (Epicondylus lat. – Caput fibulae); **19.2**: Das in die Gelenkkapsel eingebaute mediale Kollateralband ist mit dem Innenmeniskus verwachsen, während das laterale Band weder zu Meniskus noch zur Kapsel direkte Beziehungen aufweist; **19.3**: Über die Verbindung *mediales Kollateralband* und *Meniskus* führen Überdehnungen an der Innenseite, nicht aber an der Außenseite zur Schädigung des Meniskus; **19.4**: Aufgrund der ungleichmäßigen Krümmung des Condylus medialis und lateralis (stärkere Krümmung nach dorsal) führt die Beugung im Kniegelenk zur Erschlaffung und Streckung zur Anspannung der Seitenbänder.
[20] **Lig. cruciatum anterius**: (U) Area intercondylaris anterior tibiae, (A) Condylus lateralis femoris (innen); **Lig. cruciatum posterius**: (U) Area intercondylaris posterior tibiae, (A) Condylus medialis femoris (innen)
[21] Die Kreuzbänder gewährleisten die korrekte Führung des Kniegelenks, insbesondere im Falle der Beugung, wenn die Kollateralbänder insuffizient werden. Durch den schrägen Verlauf der Kreuzbänder sind einzelne Anteile beider Bänder bei fast jeder Bewegung im Kniegelenk gespannt; bei Streckung des Kniegelenks spannt sich der vordere Anteil des *Lig. cruciatum anterius*, während bei Beugung beide Bänder gespannt werden. Bei der Außenrotation wickeln sich die Bänder voneinander ab, bei der Innenrotation wickeln sie sich umeinander und hemmen damit eine zu starke Einwärtsdrehung.
[22] **22.1**: *Lachman-Test*: Patient liegt in entspannter Lage, Knie 20° gebeugt, die eine Hand des Untersuchers fixiert das Femur, die andere zieht die Tibia nach ventral: *Lig cruciatum ant.*; **22.2**: *reversed Lachman-Test*: wie oben, die Tibia wird jedoch nach dorsal verschoben: *Lig. cruciatum post.*; **22.3**: *hinteres Schubladenphänomen*: Hüfte und Knie 60° gebeugt, positiv, wenn Tibia nach dorsal sinkt: *Lig. cruciatum post.*; **22.4**: *Varus- und Valgusstress*-Untersuchungen: Bei voller Streckung sowie in 20 – 30°-Beugung wird das Knie unter *Varusstress* (linke Abb., Frage nach lateraler Instabilität) und *Valgusstress* (rechte Abb., Frage nach medialer Instabilität) gesetzt. Mediale Instabilität bedeutet immer einen Riss des *Lig. collaterale med.*
[23] **23.1**: Lig. cruciatum post.; **23.2**: Lig. cruciatum ant.; **23.3/23.4**: Die Abbildungen zeigen beide einen Riss des *Lig. cruciatum ant.* Ein direktes Zeichen einer vollständigen Ruptur ist die Kontinuitätsunterbrechung des Bands (Pfeil in mittlerer Abb.), der tibiale Rest des Bands erscheint nach kaudal verlagert, als ein indirektes Zeichen der Ruptur gilt die verstärkte Angulation des hinteren Kreuzbands (Pfeil in rechter Abbildung).
[24] Bewegungen im oberen Sprunggelenk führen über eine Spannung der Malleolengabel zu Bewegungen in den Gelenken und Syndesmosen. Die *Articulatio tibiofibularis* wird entsprechend auch als ein „Kompensationsgelenk" bezeichnet.
[25] **25.1**: Scharniergelenk; **25.2**: transversal; **25.3**: 70; **25.4**: Talus

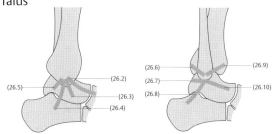

[26]
26.1: Als *Lig. deltoideum* bezeichnet man das mediale Kollateralband („Innenband") bestehend aus: *Pars tibionavicularis, tibiotalaris ant., tibiotalaris post. und tibiocalcanea*; **26.2**: Lig. deltoideum pars tibionavicularis; **26.3**: Lig. deltoideum pars tibiotalaris ant.; **26.4**: Lig. deltoideum pars tibiocalcanea; **26.5**: Lig. deltoideum pars tibiotalaris post.; **26.6**: Lig. tibiofibulare post.; **26.7**: Lig. talofibularis post.; **26.8**: Lig. calcaneofibulare; **26.9**: Lig. tibiofibulare ant.; **26.10**: Lig. talofibularis ant.
[27] **27.1**: Lig. calcaneonaviculare plantare („Pfannenband"); **27.2**: Lig. plantare longum; **27.3**: Aponeurosis plantaris; **27.4**: Tendo calcaneus; **27.5**: Die Bänder 1 – 3 verspannen das Längsgewölbe des Fußes und wirken der über die Achillessehne übertragenen Kraft des *M. triceps surae* und den Zugkräften der Körperlast im Sinne einer „Zuggurtung" entgegen.
[28] Bei Beugung im Hüftgelenk und/oder Außenrotation ist die untere Extremität das *Punctum mobile*, der Rumpf das *Punctum fixum*. Bei Bewegung des Rumpfes drehen sich beide Punkte um, die Extremität wird festgestellt und die Kontraktion des Muskels bewegt den Rumpf relativ zur Extremität, z.B. bei einseitiger Kontraktion im Stand im Sinne einer Lateral-Ventralflexion, bei beidseitiger Kontraktion im Liegen im Sinne einer Rumpfaufrichtung aus der Horizontalen, welche im Falle einer Lähmung des Muskels nicht mehr möglich ist.
[29] Der *M. tensor fasciae latae* entspringt an der *Spina iliaca ant. sup.* und verläuft in einer eigenen Muskelloge zum *Tractus iliotibialis*, den er zu spannen in der Lage ist. Bei Leichtathleten wird dieser Muskel oft hypertrophiert vorgefunden. Die Verspannung der *Fascia lata* über *M. tensor fasciae latae* und *Tractus iliotibialis* setzt die im aufrechten Stand an der Außenseite des Femurs ansetzende Zugspannung herab („Zuggurtung") und stellt so eine Vorbedingung für die Leichtbauweise des Femurs dar.

[30]

Muskel	Ursprung	Ansatz	Wirkung/Funktion
M. quadriceps femoris			
M. rectus femoris	Spina iliaca ant. inf.	mit Lig. patellae an Tuberositas tibiae	Beugung
M. vastus lat.	Femur (Labium lat. lineae asperae)	mit Lig. patellae an Tuberositas tibiae	keine
M. vastus med.	Femur (Labium med. lineae asperae)	mit Lig. patellae an Tuberositas tibiae	keine
M. vastus intermedius	Femur (Vorderfläche)	mit Lig. patellae an Tuberositas tibiae	keine
M. iliopsoas			
M. psoas major	Wirbelkörper T12 – L4 Procc. costarll	Trochanter minor femoris	Beugung, Außenrotation
M. iliacus	Fossa iliaca	Trochanter minor femoris	Beugung, Außenrotation
M. gluteus maximus	Linea glutea post., Os sacrum, Lig. sacrotuberale	Tuberositas glutea	Streckung, Außenrotation, Abduktion, Adduktion
M. gluteus minimus	Os ilium (zwischen) Linea glutea ant. u. inf.	Trochanter major	Abduktion, Außenrotation
M. gluteus medius	Os ilium zwischen Linea glutea post. und ant.	Trochanter major	Abduktion, Innen- und Außenrotation
M. adductor magnus	Os ischii, Tuber ischiadicum	Linea aspera, Epicondylus med. femoris	Adduktion, Streckung, Innenrotation
M. pectineus	Pecten ossis pubis	Linea pectinea	Adduktion, Beugung, Außenrotation
M. semitendinosus	Tuber ischiadicum	Pes anserinus	Streckung

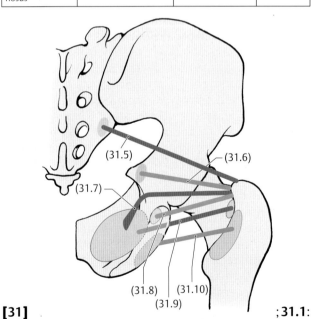

[31] ; 31.1: Foramen obturatum; 31.2: Spina ischiadica; 31.3: Fossa trochanterica; 31.4: Crista intertrochanterica; 31.5: M. piriformis; 31.6: M. gemellus superior; 31.7: M. obturatorius internus; 31.8: M. gemellus inferior; 31.9: M. obturatorius externus; 31.10: M. quadratus femoris
[32] 32.1: N. femoralis; 32.2: N. tibialis; 32.3: N. obturatorius

[33] Strecker im Hüftgelenk: *M. gluteus maximus*; Strecker im Kniegelenk: *M. quadriceps femoris*; Plantarflektoren im oberen Sprunggelenk: *M. triceps surae*
[34] **Pes anserinus superficialis**: gemeinsamer Ansatz der *Mm. gracilis, sartorius* und *semitendinosus*; **Pes anserinus profundus**: Aufspaltung der Sehne des *M. semimembranosus* in drei Ansätze: 1. am *Condylus medialis*, 2. in Faszie des *M. popliteus*, 3. in Hinterwand der Kapsel als *Lig. popliteum obliquum*
[35] M. sartorius, N. femoralis

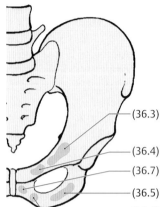

[36] 36.1: Die Adduktoren sind als Antagonisten der Abduktoren wichtig für die Balance des Beckens. Sie sind beteiligt an der Schenkelpresse und verhindern bei zweibeinigem Stand das Auseinanderspreizen der Beine durch das Körpergewicht, bei einbeinigem Stand oder beim Tragen einer Last bremsen die Adduktoren des Standbeins die Neigung des Beckens nach außen; 36.2: Aufgrund seines Ansatzes dorsal der transversalen Achse (Os ischii, Tuber ischiadicum) ist der *M. adductor magnus* einer der wichtigsten Strecker des Hüftgelenks; 36.3: M. pectineus; 36.4: M. adductor longus; 36.5: M. adductor magnus; 36.6: M. adductor brevis; 36.7: M. gracilis
[37] 37.1: M. biceps femoris; 37.2: Caput longum, M. biceps femoris; 37.3: Tuber ischiadicum; 37.4: M. semitendinosus; 37.5: Caput breve, M. biceps femoris; 37.6: Linea aspera, laterale Lippe; 37.7: Caput fibulae; 37.8: M. semimembranosus; 37.9: M. popliteus; 37.10: M. biceps femoris
[38] 38.1: M. flexor digitorum longus; 38.2: M. tibialis ant., M. fibularis longus; 38.3: M. flexor hallucis longus; 38.4: M. fibularis brevis; 38.5: M. extensor digitorum longus; 38.6: M. tibialis post.; 38.7: M. gastrocnemius, M. soleus
[39] 39.1: wulstige Auftreibung im Bereich des *M. adductor longus* rechts; 39.2: Ruptur des *M. adductor longus* rechts
[40] **M. tibialis ant.**: Dorsalflexion, Supination; **M. ext. digitorum longus**: Dorsalflexion, Pronation; **M. ext. hallucis longus**: Dorsalflexion; **M. fibularis longus**: Pronation; **M. fibularis brevis**: Pronation; **M. triceps surae**: Plantarflexion, Supination; **M. tibialis post.**: Plantarflexion, Supination; **M. flexor digitorum longus**: Plantarflexion, Supination; **M. flexor hallucis longus**: Plantarflexion, Supination
[41] 41.1: M. extensor hallucis brevis; 41.2: M. extensor digitorum brevis; 41.3: M. adductor hallucis – Flexion, Verspannung des Quer- (Caput transversum) und Längsgewölbes (Caput obliquum); 41.4: M. opponens digiti

minimi – Abduktion; **41.5**: M. flexor digiti minimi brevis – Abduktion; **41.6**: M. abductor digiti minimi – Flexion; **41.7**: M. flexor hallucis brevis – Stützung des Längsgewölbes; **41.8**: M. abductor hallucis – Verspannung des Längsgewölbes; **41.9**: Mm. lumbricales I – IV – Flexion (Grundgelenk) und Extension (Mittel- und Endgelenk); **41.10**: M. flexor digitorum brevis; **41.11**: M. quadratus plantae – Verstärkung der Zugrichtung des schräg verlaufenden M. flexor digitorum longus; **41.12**: Mm. interossei plantares – Adduktion, Flexion (Grundgelenke), Streckung (Mittel- und Endgelenke); **41.13**: Mm. interossei dorsales – Abduktion, Flexion (Grundgelenke), Streckung (Mittel- und Endgelenke)

[42] **42.1**: Nn. clunium superiores (= *Rr. laterales* der dorsalen Spinalnervenäste L1 – L3); **42.2**: R. cutaneus lateralis (aus *N. iliohypogastricus, Plexus lumbalis*); **42.3**: Nn. clunium medii (= *Rr. laterales* der dorsalen Spinalnervenäste S1 – S3); **42.4**: Nn. clunium inferiores (aus *N. cutaneus femoris posterior, Plexus sacralis*)

[43] **43.1**: M. gluteus medius et minimus; **43.2**: M. gluteus maximus; **43.3**: M. pectineus (z. T.), M. adductor longus et brevis, M. adductor magnus (z. T.), M. gracilis; **43.4**: M. quadriceps femoris, M. pectineus (z. T.)

[44] Der Nerv entspringt zumeist auf der Mitte des Oberschenkels vom *N. ischiadicus* oder, in Ausnahmefällen, als direkter Ast des *Plexus sacralis* (hohe Teilung). Er verläuft durch die *Fossa poplitea*, umschlingt von lateral den Fibulakopf und tritt in die Fibularisloge ein, wo er sich in seine Endäste teilt *(N. fibularis superficialis, N. fibularis profundus)*. Die Läsion des Nervs führt zu einem Herabhängen der Fußspitze und des seitlichen Fußrands *("Steppergang")*.

[45] **45.1**: Abkippen des Beckens zur Spielbeinseite (rechts) und kompensatorische Lateralflexion des Rumpfes (links), dessen Schwerpunkt damit über das linke Hüftgelenk verlagert wird; **45.2**: Betroffen ist hier die linke Seite; **45.3**: Dieses als *Trendelenburg*-Zeichen oder -Symptom beschriebene Bild geht auf die Lähmung der kleinen Gluteamuskeln (besonders *M. gluteus medius*) zurück, der betroffene Nerv ist der *N. gluteus sup.*

[46] **46.1**: N. iliohypogastricus (R. cutaneus med./lat.); **46.2**: Nn. clunium sup.; **46.3**: Nn. clunium med.; **46.4**: N. clunium inf.; **46.5**: N. ilioinguinalis; **46.6**: R. femoralis n. genitofemoralis; **46.7**: N. cutaneus femoris lat.; **46.8**: Rr. cutanei ant. n. femoralis; **46.9**: N. cutaneus femoris post.; **46.10**: R. cutaneus n. obturatorius; **46.11**: N. saphenus; **46.12**: N. cutaneus surae lat.; **46.13**: N. fibularis superficialis; **46.14**: N. cutaneus dorsalis lat.; **46.15**: N. fibularis profundus; **46.16**: N. cutaneus femoris post.; **46.17**: N. cutaneus surae lat.; **46.18**: N. saphenus; **46.19**: N. suralis; **46.20**: Rr. calcanei med. (N. tibialis); **46.21**: N. plantaris med.; **46.22**: N. plantaris lat.

[47] **47.1**: kreisförmiger Bezirk an der Medialseite des distalen Oberschenkels; **47.2**: die beiden einander zugekehrten Hautbezirke der ersten und zweiten Zehe

[48] **48.1**: L1/L2, F; **48.2**: S3 – S5, F; **48.3**: S1/S2, F; **48.4**: L2 – L4, E; **48.5**: L5 – S2, E

[49] **49.1**: N. gluteus superior; **49.2**: N. obturatorius; **49.3**: N. femoralis; **49.4**: N. gluteus inferior

[50] **50.1**: A. tibialis posterior; **50.2**: A. femoralis; **50.3**: A. poplitea; **50.4**: A. dorsalis pedis

[51] **51.1**: A. iliaca comm.; **51.2**: A. iliaca int.; **51.3**: A. iliaca ext.; **51.4**: Lacuna vasorum; **51.5**: A. femoris profunda; **51.6**: A. circumflexa femoris med.; **51.7**: A. circumflexa femoris lat.; **51.8**: A. femoralis; **51.9**: unterschiedlich starke Einengungen und Verschluss im Bereich der *A. femoralis* (unterer Pfeil) im Bereich des mittleren Oberschenkels und betonte *A. femoralis profunda* (mittlerer Pfeil) und *A. circumflexa femoris lateralis* (oberer Pfeil), die ausgeprägte Kollateralisierung über die *A. profunda femoris* ist Ausdruck der Chronizität der zugrundeliegenden Prozesse

[52] **52.1**: Die *A. femoralis* als Fortsetzung der *A. iliaca ext.* beginnt direkt unterhalb des *Lig. inguinale* und verläuft zwischen *M. iliopsoas* und *pectineus* in die *Fossa iliopectinea*, in der sie von der *Fascia lata* verdeckt wird; **52.2**: direkt unterhalb des Leistenbandes; **52.3**: Katheterisierung bzw. Blutentnahme erfolgt einen Fingerbreit unterhalb des Leistenbandes; **52.4**: *M. sartorius*

[53] *A. circumflexa femoris medialis* mit *R. profundus; A circumflexa femoris lateralis* mit *R. ascendens*; **R. acetabularis** aus dem *R. posterior* der *A. obturatoria*; **R. acetabularis** aus der *A. circumflexa femoris medialis*. (Die Äste der letzten beiden Gefäße anastomosieren miteinander, beim Erwachsenen sind sie oft obliteriert.)

[54] **54.1**: A. tibialis ant.; **54.2**: A. fibularis; **54.3**: A. tibialis post.; **54.4**: A. dorsalis pedis; **54.5**: A. tarsalis lat.; **54.6**: A. plantaris med.; **54.7**: A. plantaris lat.; **54.8**: A. arcuata; **54.9**: Aa. metatarsales dors.; **54.10**: Aa. digitales dorsales

[55] **55.1**: A; **55.2**: C; **55.3**: A; **55.4**: B; **55.5**: B; **55.6**: A; **55.7**: B; **55.8**: A; **55.9**: C

[56] Die *Aa. perforantes* (3 – 5) entspringen aus dem Stamm der *A. profunda femoris* und treten in der Nähe ihres Ursprungs durch die Adduktoren zu den dorsalen Muskeln des Oberschenkels.

[57] **57.1**: A. epigastrica superficialis; **57.2**: A. descendens genicularis; **57.3**: A. media genus; **57.4**: A. tibialis ant.; **57.5**: A. dorsalis pedis; **57.6**: A. metatarsalis V; **57.7**: Rr. perforantes; **57.8**: A. tibialis post.

[58] **58.1**: Hiatus adductorius; **58.2**: A. sup. med. genus; **58.3**: A. sup. lat. genus; **58.4**: A. inf. lat. genus; **58.5**: A. poplitea; **58.6**: A. inf. lat. genus; **58.7**: A. tibialis ant.; **58.8**: A. fibularis; **58.9**: A. tibialis post.; **58.10**: schwere Veränderungen der *A. poplitea* und Verschluss der *A. tibialis ant. et post.*, distal der Trifurkation nur noch ein Gefäß erkennbar *(A. fibularis)*. Der peripher ausgeprägte Befund erinnert an arteriosklerotische Veränderungen bei *Diabetes mellitus*.

[59] **59.1**: A. poplitea; **59.2**: A. tibialis post.; **59.3**: A. dorsalis pedis

[60] Die *V. saphena magna* entsteht am medialen Fußrücken aus *Rete venosum dorsale* und *Arcus venosus dorsalis pedis*. Sie verläuft vor dem Innenknöchel zur medialen Seite des Unterschenkels, wo sie in Verbindung mit den tiefen Venen steht. Der weitere Verlauf ist hinter dem medialen Kondylus zusammen mit dem *N. saphenus* zur Vorderseite des Oberschenkels und Eintritt in den *Hiatus saphenus*, wo sie nach kurzer, subfaszialer Verlaufstrecke in der *Fossa iliopectinea* in die *V. femoralis* mündet.

[61] Vv. pudendae externae; V. circumflexa iliaca superficialis; V. epigastrica superficialis

[62] Vv. tibiales anteriores (V. poplitea); Vv. tibiales posteriores (V. poplitea); Vv. fibulares (V. poplitea); V. poplitea (V. femoralis); V. femoralis (V. saphena magna); V. profunda femoris (V. femoralis)

[63] **63.1**: Lnn. inguinales profundi; **63.2**: Lnn. inguinales superficiales; **63.3**: Lnn. popliteales superficiales; **63.4**: Lnn. popliteales profundi

[64] Schwellung der regionalen Lymphknoten und rötlich verfärbte Lymphbahnen *(Lymphanginitis)* durch entzündliche Veränderung lymphatischer Bahnen („Blutvergiftung").

[65] Die beiden sich überkreuzenden Bänder *(Lig. sacrotuberale, Lig. sacrospinale)* vervollständigen die *Incisura ischiadica major* et *minor* zu den gleichnamigen *Foramina*.

[66] **66.1**: Ast der A. glutea sup.; **66.2**: N. pudendus; **66.3**: N. cutaneus femoris post.; **66.4**: N. gluteus inf.; **66.5**: Lig. sacrotuberale; **66.6**: M. gluteus med.; **66.7**: M. piriformis; **66.8**: Mm. gemelli; **66.9**: M. quadratus femoris; **66.10**: Fascia glutea; **66.11**: Bursa trochanterica m. glutei maximi; **66.12**: M. gluteus maximus; **66.13**: Der M. piriformis unterteilt das Foramen ischiadicum majus in das Foramen suprapiriforme (oberhalb des Muskels) und infrapiriforme (unterhalb des Muskels); **66.14**: seitliche, vordere Gluteolregion (von-Hochstetter-Dreieck)

[67] **67.1**: M. abductor hallucis; **67.2**: M. flexor hallucis brevis; **67.3**: Mm. lumbricales, M. adductor hallucis; **67.4**: M. quadratus plantae; **67.5**: M. flexor digitorum brevis; **67.6**: M. flexor digiti minimi brevis; **67.7**: M. abductor digiti minimi; **67.8**: Das Kompartmentsyndrom ist oft Folge von Quetschungen oder Luxationen und kann u.U. die Eröffnung der Kompartimente bzw. die Durchtrennung der sie begrenzenden Faszien erforderlich machen.

[68] **68.1**: N. fibularis prof.; **68.2**: N. fibularis superficialis; **68.3**: A./V. tibialis ant.; **68.4**: A./Vv. fibulares; **68.5**: N. suralis; **68.6**: V. saphena parva; **68.7**: N. tibialis; **68.8**: A./V. tibialis post.; **68.9**: M. tibialis ant.; **68.10**: M. extensor hallucis longus; **68.11**: M. extensor digitorum longus; **68.12**: M. flexor digitorum longus; **68.13**: M. tibialis post.; **68.14**: M. flexor hallucis longus; **68.15**: M. fibularis brevis; **68.16**: M. fibularis longus; **68.17**: M. soleus; **68.18**: M. gastrocnemius (Sehne); **68.19**: In der Fibularisloge verlaufen keine Gefäße.

[69] **69.1**: N. fibularis prof.; **69.2**: N. fibularis superficialis; **69.3**: A./V. tibialis ant.; **69.4**: V. saphena parva; **69.5**: N. cutaneus surae med.; **69.6**: A./V. fibularis; **69.7**: N. tibialis; **69.8**: A./V. tibialis post.; **69.9**: V. saphena magna; **69.10**: M. tibialis ant.; **69.11**: M. extensor digitorum longus; **69.12**: M. flexor digitorum longus; **69.13**: M. tibialis post.; **69.14**: M. fibularis brevis; **69.15**: M. fibularis longus; **69.16**: M. soleus; **69.17**: M. gastrocnemius, Caput mediale; **69.18**: M. gastrocnemius, Caput laterale; **69.19**: Die Abbildung in Frage 68 befindet sich weiter kaudal, u.a. erkennbar an der Sehne des M. gastrocnemius (im Vergleich zu beiden Köpfen in der Abbildung zu Frage 69) und Gegenwart des am weitesten distal entspringenden langen Beugers (M. flexor hallucis).

[70] **70.1**: N. ischiadicus; **70.2**: V. profunda femoris; **70.3**: V. femoralis; **70.4**: M. biceps femoris, Caput longum; **70.5**: M. adductor magnus; **70.6**: M. gluteus maximus; **70.7**: M. semitendinosus; **70.8**: M. vastus lateralis (M. quadriceps femoris); **70.9**: M. vastus intermedius (M. quadriceps femoris); **70.10**: M. vastus medialis (M. quadriceps femoris); **70.11**: M. adductor longus; **70.12**: M. adductor brevis; **70.13**: M. rectus femoris; **70.14**: M. sartorius; **70.15**: M. gracilis

[71] Die kurzen und langen Fußmuskeln verspannen aktiv das Längs- und Quergewölbe *(M. adductor hallucis, M. fibularis longus)* des Fußes und ergänzen damit die passiven Vorrichtungen der Bänder. Besonders wichtig in diesem Zusammenhang ist der am höchsten Punkt des Fußgewölbes befestigte *M. tibialis post.*, der dem Abrutschen des Taluskopfs wirksam begegnen kann. Der etwas weiter vorne ansetzende *M. tibialis ant.* kann als Gegenspieler des *M. fibularis longus* das Gewölbe abflachen. Das Chiasma tendineum plantare (Kreuzung des M. flexor hallucis longus und M. flexor digitorum longus) liegt in Höhe des unteren Sprunggelenks und kann daher das Fußgewölbe stützen.

[72] **72.1**: Lymphbahnen (ROSENMÜLLER-Lymphknoten), V. femoralis, A. femoralis, R. femoralis des N. genitofemoralis; **72.2**: N. femoralis, N. cutaneus femoris lateralis, M. iliopsoas; **72.3**: iVAN: von innen nach außen – Vene, Arterie und Nerv

5 Kopf und Hals

[1] **1.1**: spongiosa; **1.2**: Diploe; **1.3**: Lamina interna; **1.4**: Lamina externa

[2] **2.1**: Os nasale (Nasenbein); **2.2**: Os frontale (Stirnbein); **2.3**: Os parietale (Scheitelbein); **2.4**: Os lacrimale (Tränenbein); **2.5**: Os occipitale (Hinterhauptbein); **2.6**: Os ethmoidale (Siebbein); **2.7**: Os zygomaticum (Jochbein); **2.8**: Mandibula (Unterkiefer); **2.9**: Concha nasalis inferior (untere Nasenmuschel); **2.10**: Os sphenoidale (Keilbein); **2.11**: Maxilla (Oberkiefer); **2.12**: Os temporale (Schläfenbein); **2.13**: Vomer (Pflugscharbein); **2.14**: Os palatinum (Gaumenbein)

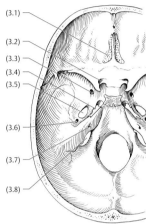

[3] ; **3.1**: Lamina cribrosa; **3.2**: Canalis opticus; **3.3**: Foramen rotundum; **3.4**: Foramen lacerum; **3.5**: Foramen ovale; **3.6**: Foramen spinosum; **3.7**: Porus acusticus internus; **3.8**: Foramen jugulare

[4] **4.1**: Corpus mandibulae (Mandibula); **4.2**: Facies interna (Os frontale); **4.3**: Processus condylaris (Mandibula); **4.4**: Corpus mandibulae (Mandibula); **4.5**: Corpus mandibulae (Mandibula); **4.6**: Ala major (Os sphenoidale); **4.7**: Os ethmoidale; **4.8**: Pars petrosa (Os temporale); **4.9**: Pars petrosa (Os temporale); **4.10**: Labyrinthus ethmoidalis (Os ethmoidale); **4.11**: Pars petrosa (Os temporale); **4.12**: Pars petrosa (Os temporale); **4.13**: Processus pterygoideus (Os sphenoidale); **4.14**: Ramus mandibulae (Os temporale); **4.15**: Processus zygomaticus (Os temporale); **4.16**: Corpus sphenoidale (Os sphenoidale); **4.17**: Os sphenoidale; **4.18**: Processus pterygoideus (Os sphenoidale); **4.19**: Ramus mandibulae (Os temporale); **4.20**: Facies anterior (Maxilla); **4.21**: Pars basilaris (Os occipitale)

[5] **5.1**: Fossa pterygopalatina; **5.2**: Lamina perpendicularis ossis palatini; **5.3**: Tuber maxillae; **5.4**: Processus pterygoideus; **5.5**: Fissura orbitalis inferior (Augenhöhle); **5.6**: Foramen sphenopalatinum (Nasenhöhle); **5.7**: Canalis palatinus/-i major und minores (Gaumen); **5.8**: Foramen rotundum (Fossa cranii media); **5.9**: Canalis pterygoideus (Basis cranii externa)

[6] **6.1**: c; **6.2**: d; **6.3**: b; **6.4**: a; **6.5**: Größe des Angulus mandibulae, Ausprägung des Processus alveolaris, Lage des Foramen mentale (das Foramen mentale wird aufgrund der Altersatrophie des Processus alveolaris relativ nach oben verlagert), Ausprägung und Länge des Processus condylaris und coronoideus

[7] Die *Cellulae mastoideae* sind ein zusammenhängendes System luftgefüllter Hohlräume innerhalb des *Processus mastoideus*, das sich nach der Geburt (bis ca. zum 6. Lebensjahr) entwickelt und über das *Antrum mastoideum* mit dem *Cavum tympani (Paukenhöhle)* in Verbindung steht. Mittelohrvereiterungen können über die *Cellulae mastoideae* auf die nur durch dünne Knochenlamellen getrennten Hirnhäute übergreifen.

[8] **8.1**: Sinus sphenoidalis; **8.2**: Sinus frontalis; **8.3**: Concha nasalis superior; **8.4**: Concha nasalis media; **8.5**: Concha nasalis inferior; **8.6**: Choanae; **8.7**: Recessus sphenoethmoidalis, Mündung vom Sinus sphenoidalis; **8.8**: Meatus nasi superior, Mündung von Celullae ethmoidales posteriores; **8.9/8.10**: Meatus nasi medius, Hiatus semilunaris, Mündung von Sinus frontalis (Ductus nasofrontalis 8.9), Cellulae ethmoidales anteriores und mediales, Sinus maxillaris; **8.11**: Meatus nasi inferior, Mündung von Ductus nasolacrimalis als Verbindung zur Orbita (Augenhöhle); **8.12**: Der Boden der *Kieferhöhle* liegt tiefer als deren Mündung in den Hiatus semilunaris. Entzündliche Prozesse siedeln sich bei aufrechter Kopfhaltung am Boden ab. Der Ductus nasofrontalis ist relativ lang und eng, die relativ schlechte Belüftung der *Stirnhöhle* kann Entzündungen begünstigen.

[9] **9.1**: enge Beziehung zu *Cellulae ethmoidales* > retrobulbäre Abszesse; **9.2**: *Sinus frontalis (Stirnhöhle)* kann weit in das Dach der Augenhöhle hineinreichen > Übergreifen von Stirnhöhlenentzündungen nach unten in die Orbita oder nach oben in die Schädelhöhle; **9.3**: Der Boden der Augenhöhle hat mit dem *N. infraorbitalis* enge Beziehungen zum *Sinus maxillaris (Kieferhöhle)*, dessen Entzündung sich auf genannte Strukturen ausbreiten kann.

[10] **10.1**: Fossa cranii anterior – Partes orbitales ossis frontales, Lamina cribrosa ossis ethmoidalis, Corpus ossis sphenoidalis (Keilbeinkörper), Lage: hoch (kranial); **10.2**: Fossa cranii media – Os sphenoidale, Os temporale, Lage: mittel; **10.3**: Fossa cranii posterior – Pars petrosa ossis temporalis, Corpus ossis sphenoidalis, Os occipitaleLage: tief (kaudal)

[11]

	Articulatio atlantooccipitalis	Articulatio atlantoaxialis laterale	Articulatio atlantoaxialis mediana
artikulierende Skelettanteile	Condyli occipitales (Os occipitale) Foveae articulares sup. (Atlas)	Processus articulares inferior (Atlas) Processus articulares superior (Axis)	Dens axis (Axis) vorne: Arcus atlantis (Atlas) hinten: Lig. transversum
Bewegungen (°)	Nickbewegung um transversale Achse (20–35°) Seitwärtsbewegung (10–15°)	Drehbewegung um vertikale Achse (60°)	Drehbewegung um vertikale Achse (60°)
Gelenktyp	Ellipsoidgelenk	Dreh- oder Scharniergelenk mit geringer Kippung keine Rotation	Dreh- oder Scharniergelenk mit geringer Kippung keine Rotation

[12] **12.1**: 6; **12.2**: Kugelgelenks; **12.3**: 3

[13] Der Atlas besitzt keinen Wirbelkörper, seine lateralen Anteile *(Massae laterales)* werden vorne durch den *Arcus anterior*, hinten durch den *Arcus posterior* verbunden, die nach außen jeweils ein *Tuberculum anterius* bzw. *posterius* aufweisen. Zur Innenseite besitzt der Arcus anterior eine überknorpelte Fläche zur Artikulation mit der vorderen Fläche des *Dens axis (Facies articularis anterior)*. Der Wirbelkörper des Atlas ist mit dem des darauffolgenden Wirbels (Axis) zum Dens axis, einem nach kranial ragenden zahnförmigen Fortsatz, verschmolzen. Abweichend vom 1. Wirbel besitzt der Axis einen kräftigen, gespaltenen Processus spinosus (Dornfortsatz). Wie die vordere Fläche ist auch die hintere Fläche des Dens überknorpelt und bildet mit dem gleichfalls überknorpelten *Ligamentum transversum* eine gelenkige Verbindung.

[14] **Nickbewegung**: ca. 110°; **Seitwärtsbewegung**: 60 – 70°; **Drehbewegung**: 100°

[15] **15.1**: Fasciculus longitudinale; **15.2**: Lig. transversum atlantis; **15.3**: Ligg. alaria; **15.4**: Lig. apicis dentis; **15.5**: Lig. cruciforme atlantis; **15.6**: Die Bandsicherung verhindert eine Verlagerung des *Dens axis* nach dorsal bei Beugung der Wirbelsäule. Der Tod durch Erhängen („Genickbruch") tritt dadurch ein, dass bei Belastung der HWS durch das gesamte Körpergewicht das *Ligamentum transversum* reißt und der Dens axis nach dorsal in das Rückenmark gerät; **15.7**: ventral: Membrana atlantooccipitalis anterior, Membrana atlantoaxialis mediana, Ligamentum longitudinale anterius; dorsal: Membrana atlantooccipitalis posterior, Membrana tectoria, Lig. longitudinale posterius; **15.8**: Die Bänder begrenzen Flexion, Extension und Rotation in den Kopfgelenken.

[16] Der Faserknorpel enthaltende *Discus articularis* unterteilt das Kiefergelenk vollständig in ein oberes *(diskotemporal)* und unteres *(disko-condylär)* Teilgelenk. Während im unteren Gelenk die Drehbewegung zu Beginn der Kieferöffnung stattfindet (reine Drehbewegung bis ca. 5 mm Öffnung), gleitet bei der weiteren Öffnung (bis zu 5 cm) im oberen Gelenk der hierbei als transportable Gelenkpfanne fungierende Diskus articularis auf das *Tuberculum articulare* zu.

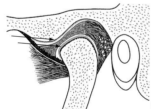

[17] ; **17.1**: Tuberculum articulare; **17.2**: Facies articularis; **17.3**: Fossa mandibularis; **17.4**: Fissura tympano-squamosa; **17.5**: Capsula articularis; **17.6**: M. pterygoideus lateralis; **17.7**: retroaurikuläres Polster; **17.8**: bilaminäre Zone

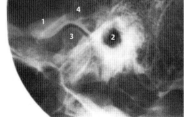

[18] **18.1**: ; **18.2**: Tuberculum articulare (signalintensive Spongiosa); **18.3**: M. pterygoideus lateralis; **18.4**: Pfeile markieren bilaminäre Zone (Pfeilkopf: oberes Blatt, Pfeil: unteres Blatt); **18.5**: Abbildung b = geöffneter Kiefer, Abbildung c = geschlossener Kiefer

[19] Die Gelenkkapsel ist schlaff und umgibt das das Ausmaß der Mundöffnung begrenzende *Tuberculum articulare* (Lage: intrakapsulär), während die *Fissura petrotympanica (GLASER-Spalte)* mit der austretenden *Chorda tympani* außerhalb der Gelenkkapsel lokalisiert ist. Gleitet das Kiefergelenksköpfchen bei übermäßiger Mundöffnung (z.B. Gähnen, Erbrechen) vor das *Tuberculum articulare*, wird es durch den nach oben wirkenden Zug der Kaumuskulatur in seiner Lage fixiert, der Mund kann nicht geschlossen werden und der Kiefer ist in seiner Lage fixiert *(komplette Dislokation, „Kiefersperre")*. Das therapeutische Vorgehen besteht in dem Auflegen der Finger auf die *Protuberantia mentalis* verbunden mit einem nach unten gerichteten Druck. Dadurch wird die Kaumuskulatur gedehnt, das Kiefergelenksköpfchen rutscht unter das *Tuberculum articulare* und der Zug der Kaumuskultur zieht das *Caput mandibulae* zurück in die *Fossa mandibularis*.

[20]

Muskel	Ursprung	Ansatz
M. temporalis	Os temporale Fascia temporalis profunda Os frontale/Os sphenoidale	Processus coronoideus Crista temporalis
M. masseter pars superficialis/pars profunda	Arcus zygomaticus	Tuberositas masseterica
M. pterygoideus medialis	Fossa pterygoidea Processus pterygoideus (Lamina lateralis)	Tuberositas pterygoidea
M. pterygoideus lateralis Caput superius	Crista und Planum infratemporale	Discus articularis Gelenkkapsel
M. pterygoideus lateralis Caput inferius	Processus pterygoideus (Lamina lateralis)	Fovea pterygoidea

[21] **21.1**: f, g; **21.2**: a – e; **21.3**: a, b, c, e, f; **21.4**: a, d, g; **21.5**: a, d, g; **21.6**: a, b, c, e, f

[22] **22.1**: Lamina lateralis und medialis des Processus pterygoideus (Os sphenoidale); **22.2**: Der *M. temporalis* entspringt von der Fascia temporalis profunda und vom Os temporale; **22.3**: Ala major ossis sphenoidalis; **22.4**: Sinus sphenoidalis; **22.5**: Fascia temporalis superficialis; **22.6**: M. temporalis mit Fascia temporalis profunda; **22.7**: Arcus zygomaticus; **22.8**: M. pterygoideus lateralis; **22.9**: M. masseter; **22.10**: Mandibula; **22.11**: Lamina lateralis und medialis des Processus pterygoideus; **22.12**: M. pterygoideus medialis

[23] Mimische Muskeln besitzen mit Ausnahme des *M. buccinator* keine eigene Muskelfaszie und liegen frei in der Subkutis, oberhalb der allgemeinen Körperfaszie, die sich im Bereich Hals/Kopf in die *Lamina superficialis fasciae cervicalis* fortsetzt. Mimische Muskeln sind nicht über Sehnen an Knochen befestigt, sondern nutzen *Aponeurosen* und *Bindegewebssepten* als Ursprung und das *Corium* der Haut als Ansatz.

[24] Schutz; Nahrungsaufnahme; Artikulation, Gesichtsausdruck (Mimik)

[25] Der *M. orbicularis oculi* besitzt drei Anteile, die *Pars orbitalis*, *Pars palpebralis* und eine hinter dem Tränensack liegende *Pars lacrimalis*. Lidschlag und Verteilung der Tränenflüssigkeit werden durch die Pars palpebralis bewirkt. Lähmung des Muskels führt über den fehlenden Lidschluss zur Austrocknung der Hornhaut (Kornea) und sekundär zur *Keratokonjunktivitis*. Der *M. buccinator* spannt die Haut der Wange und befördert Speisebrei zwischen die Zähne. Bei Ausfall des Muskels gerät die Wangenmuskulatur während des Kauvorgangs zwischen die Zähne und Speisebrei sammelt sich im Vestibulum oris. Verminderte Spannung des *M. orbicularis oris* führt zu einem Herabhängen der Muskulatur der betroffenen Seite und damit verbunden zum Heraustropfen von Speichel aus der Mundhöhle.

[26] **26.1**: 4 – Venter frontalis des M. epicranius (Stirnrunzler, M. occipitofrontalis, M. temporoparietalis); **26.2**: 3 – M. orbicularis oris (Mundschließmuskel); **26.3**: 5 – M. orbicularis oculi (Augenschließmuskel), M. procerus (Nasenwurzelrunzler), M. levator labii superioris alaeque nasi (Oberlippen- und Nasenflügelheber); **26.4**: 1 – M. zygomaticus major und minor (großer und kleiner Jochbeinmuskel), M. risorius (Lachmuskel); **26.5**: 2 – M. buccinator (Wangenmuskel, „Trompetermuskel")

[27] **M. mylohyoideus**: U: Linea mylohyoidea (Mandibula), A: Corpus ossis hyoidei, Raphe m. mylohyoidei; **M. geniohyoideus**: U: Spina mentalis, A: Corpus ossis hyoidei; **M. digastricus** (Venter anterior und posterior): U: Processus mastoideus, A: Fossa digastrica (Mandibula); **27.1**: Die genannten Muskeln öffnen entweder den Kiefer oder ziehen das *Os hyoideum (Zungenbein)* mit dem daran befestigten *Kehlkopf (Larynx)* nach oben. Ist das Zungenbein durch Kontraktion der *infrahyalen Muskeln* in seiner Lage fixiert *(Os hyoideum = Punctum fixum)*, überträgt sich die Kraft der kontrahierten Muskeln auf ihren Ursprung und der Kiefer wird geöffnet *(Kiefer = Punctum mobile)*. Ist umgekehrt die infrahyale Muskulatur entspannt und der Kiefer durch Kontraktion der Kaumuskeln *(M. temporalis, M. pterygoideus medialis, M. masseter)* festgestellt, kehren sich *Punctum mobile (jetzt: Zungenbein)* und *Punctum fixum (jetzt: Mandibula)* um und das *Os hyoideum* wird nach oben gezogen (z.B. Schluckakt).

[28] **oberflächliche Schicht**: Platysma, M. sternocleidomastoideus; **mittlere Schicht**: infrahyale Muskeln, M. sternothyroideus, M. thyrohyoideus, M. sternohyoideus; **tiefe Schicht**: prävertebrale Muskeln, M. longus colli

[29] **29.1**: M. omohyoideus; **29.2**: M. sternocleidomastoideus; **29.3**: M. sternohyoideus; **29.4**: M. thyrohyoideus; **29.5**: M. sternocleidomastoideus; **29.6**: M. sternothyroideus; **29.7**: Os hyoideum (Zungenbein), Cartilago thyroidea laryngis (Schildknorpel des Kehlkopfs), Sternum (Brustbein); **29.8**: Der *M. sternohyoideus* überbrückt durch die Verbindung von Zungen- und Brustbein die längste Strecke und liegt demzufolge auch am oberflächlichsten.

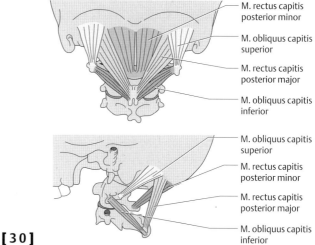

[30] **30.1**: Die kurzen Nackenmuskeln bewirken bei beidseitiger Kontraktion eine Extension (Reklination), bei einseitiger Kontraktion kommt es zu einer Lateralflexion zur gleichen Seite, wobei der *M. obliquus capitis inferior* und *M. rectus capitis posterior* eine Rotation zur gleichen Seite, der *M. rectus capitis posterior minor* und *M. obliquus capitis superior* eine Rotation zur kontralateralen Seite bewirken; **30.2**: Durch Palpation hervorgerufene Muskelspasmen können auf Störung der zentrischen Okklusionsposition hindeuten und der Grund für typische, bis zum Scheitel ziehende Hinterkopfschmerzen sein.

[31] Ursprung: *Manubrium sterni, Extremitas sternalis claviculae*; Ansatz: *Processus mastoideus*, Seitenrand der *Linea nuchalis superior*; Innervation: *N. accessorius (XI)*, Nn. cervicales II – IV; einseitige Kontraktion: Drehung des Kopfes zur Gegenseite und Neigung zur gleichen Seite; beidseitige Kontraktion: Kippen des Kopfes nach hinten Caput obstipum „muskulärer Schiefhals"

[32] **32.1**: Ansa cervicalis profunda C_1 – C_3; **32.2**: XII; **32.3**: VII, V; **32.4**: V; **32.5**: VII; **32.6**: X; **32.7**: IX, X; **32.8**: N. suboccipitalis; **32.9**: XI, Nn. cervicales; **32.10**: V, IX, X

[33] **33.1**: M. scalenus anterior; **33.2**: M. scalenus medius; **33.3**: M. scalenus posterior; **33.4**: Atlas; **33.5**: Axis; **33.6**: HWK 3; **33.7**: HWK 4; **33.8**: HWK 5; **33.9**: HWK 6; **33.10**: HWK 7; **33.11**: BWK 1; **33.12**: BWK 2; **33.13**: Manubrium sterni; **33.14**: 1. Rippe; **33.15**: 2. Rippe; **33.16**: Funktion: Lateralflexion zur Seite nach ipsilateraler Kontraktion, Ventralflexion des Halses bei beidseitiger Kontraktion, Heben der Rippen (Inspiration, *Punctum mobile*: Rippen)

[34] Die im Kopfbereich fehlende Segmentgliederung führt zur Herauslösung der Hirnnerven aus den zusammenhängenden Kernsäulen des Rückenmarks und zur Zusammenlagerung zu individuellen Kerngruppen *(Individualisation)*. Im Gegensatz zu Spinalnerven, die in der Regel motorische, sensible und vegetative Fasern in ähnlicher Zusammensetzung enthalten, besitzen Hirnnerven diese in jeweils unterschiedlicher Zusammensetzung, was mit einer funktionellen Spezialisierung einhergeht *(Spezialisation)*.

[35] **35.1**: **rein motorisch**: Innervation von Augenmuskeln (M. obliquus superior); **35.2**: **gemischt**, vorwiegend sensibel (oberfläche Sensibilität des Gesichts, z. T. Mundhöhle, Nasenhöhle, Propriozeption der Kau- und Gesichtsmuskeln), motorisch: Kaumuskulatur; **35.3**: **rein motorisch**: Innervation von Augenmuskeln (M.

rectus laterali s); **35.4**: **rein sensibel** (Gehör, Gleichgewicht); **35.5**: **gemischt**: motorisch (Pharynxmuskulatur, M. stylopharyngeus), sensibel (Schleimhaut der Tonsillenregion, oberer Pharynx), parasympathische und sympathische Fasern zur Innervation der Glandula parotis, sensorisch (Geschmack, hinteres Drittel der Zunge), afferente Fasern aus dem Glomus caroticum (Blutdruck- und Atemregulation)

[36] Die ersten sensiblen Neurone des Spinalnervs liegen im *Spinalganglion*, die *Motoneurone* im Vorderhorn des Rückenmarks, während die Neurone der Gesichtssensibilität im *Ganglion trigeminale* und die Motoneurone in Form von Kerngebieten im medialen Bereich des Tegmentums (Haube) im Hirnstamm liegen. Der Übergang zwischen ZNS und PNS liegt im Bereich des Austritts bzw. Eintritts von Fasern in bzw. aus dem ZNS. Die Axone eines im Hirnstamm liegenden Motoneurons gehören also in seinem *proximalen*, im Hirnstamm liegenden Teil zum ZNS und distal davon zum PNS.

[37]

sensible Ganglien	Hirnnerven	parasympathische Ganglien
	(III) N. oculomotorius	Ganglion ciliare
Ganglion trigeminale	(V) N. trigeminus	
Ganglion geniculi	N. facialis	Ganglion pterygopalatinum Ganglion submandibulare
Ganglion spirale Ganglion vestibulare	(VIII) N. vestibulocochlearis	
Ganglion superius Ganglion inferius (petrosum)	(IX) N. glossopharyngeus	Ganglion oticum
Ganglion superius Ganglion inferius (nodosum)	(X) N. vagus	

[38] **38.1**: IX, X: M. palatoglossus, M. palatopharyngeus; einseitige Gaumensegelparese rechts, Abweichen des Gaumensegels zur gesunden Seite („Kulissenphänomen"); **38.2**: XII: Zungenmuskeln, M. genioglossus; Abweichen der Zunge zur gelähmten Seite (rechts); **38.3**: XI: M. trapezius

[39] **afferent**: Äste des N. ophthalmicus V_1 (Nn. ciliares longi aus N. nasociliaris) – Nucleus principalis nervi trigemini; **efferent**: Nucleus n. facialis, Rr. temporales/Rr. zygomatici (M. orbicularis oculi); Fremdreflex

[40] am Hinterrand des *M. sternocleidomastoideus* auf halber Höhe im *Punctum nervosum* (*ERB-Punkt*, hier sind ausgedehnte Lokalanaesthesien möglich); „Ob mich Aurora trotzdem sucht?": *N. occipitalis minor, N. auricularis magnus, N. transversus colli, Nn. supraclaviculares*; an ausgedehnteren Plexusbildungen sind stets nur die ventralen (anterioren) Spinalnervenäste beteiligt

[41] **41.1**: N. ophthalmicus V_1; **41.2**: N. maxillaris V_2; **41.3**: N. mandibularis V_3; **41.4**: N. auricularis magnus; **41.5**: N. occipitalis minor; **41.6**: N. transversus colli; **41.7**: Nn. supraclaviculares; **41.8**: N. occipitalis major; **41.9**: SÖLDER-Linien; **41.10**: N. trigeminus; **41.11**: Plexus cervicalis; **41.12**: R. dorsalis C2; **41.13**: Die vom N. trigeminus versorgten Hautbezirke des Kopfes zeigen anders als die Dermatome des Rumpfes keine substanzielle Überlappung; **41.14**: Die zwiebelschalenartig angeordneten *SÖLDER-Linien* zeigen die somatotopische Verarbeitung protopathischer Sensibilität an und sind wichtig bei Läsionen des *Nucleus spinalis nervi trigemini*, die mit einer Beeinträchtigung des Schmerz- und Temperaturempfindens einhergehen. Die zentral gelegenen Bereiche (Nase, Mund) sind hierbei im oberen, die weiter peripher gelegenen Bereiche (Stirn, Wange, Kinn) im unteren Teil des Kerngebiets repräsentiert.

[42] C2 – Hautbereich vom Scheitel des Schädels bis einer die beiden oberen Bereiche der Ohrmuschel verbindenden vertikalen Linie; C3 – daran anschließender Bereich des Nackens und seitlicher Halsregion kranial bis zum Unterrand der *Mandibula*; das Spinalganglion C1 ist nur rudimentär vorhanden und besitzt keinen zugeordneten Hautbezirk; der **N. suboccipitalis** ist rein motorisch und entspricht dem dorsalen Ast des ersten Spinalnervs.

[43] V_{1-3} – Ganglion trigeminale; C2/C3 – 2. bzw. 3. Spinalganglion; Die die *Propriozeption* der Kopfmuskeln vermittelnden Neurone liegen nicht im Ganglion trigeminale, sondern sind in *Nucleus mesencephalicus nervi trigemini* des Hirnstamms verlagert.

[44] Die Druckpunkte des *N. trigeminus* bezeichnen die Austrittspunkte des *N. supraorbitalis*, *N. infraorbitalis* und *N. mentalis* aus den gleichnamigen Foramina, die auf ihre Druckdolenz untersucht werden können. Eine verstärkte Reaktion kann hierbei auf ein kraniomandibuläres Dysfunktionssyndrom, eine Nasennebenhöhlenerkrankung oder einen Tumor im orofaszialen Bereich hindeuten.

[45] Der *N. phrenicus*, ein gemischter Nerv aus den Segmenten $C_3 - C_5$, verläuft auf dem M. scalenus ant. abwärts zur oberen Thoraxapertur und ventral der Lungenwurzel zum Zwerchfell, welches er motorisch innerviert; weitere sensible Äste zum *Herzbeutel (Perikard)*, angrenzender *Pleura* und dem *Peritoneum* des Oberbauchs.

[46] **46.1**: N. alveolaris inferior (V_3); **46.2**: N. mentalis (V_3); **46.3**: N. buccalis (V_3); **46.4**: N. lingualis (V_3); **46.5**: N. glossopharyngeus (IX); **46.6**: N. vagus (X); **46.7**: Rr. labiales superiores (V_2); **46.8**: N. buccalis (V_3); **46.9**: N. nasopalatinus (V_2); **46.10**: Rr. alveolares superiores anteriores et superiores mediales (V_2); **46.11**: Rr. alveolares superiores posteriores (V_2); **46.12**: Nn. palatini anterior medius et posterior (V_2)

[47] **47.1**: Ansa; **47.2**: N. hypoglossus; **47.3**: Plexus cervicalis; **47.4**: infrahyalen; **47.5**: geniohyoideus; **47.6**: thyrohyoideus; **47.7**: N. hypoglossus; **47.8**: Ramus colli n. facialis; **47.9**: transversus colli; **47.10**: Ansa cervicalis superficialis

[48] **48.1**: Seitenhorn; **48.2**: intermediolateralis; **48.3**: thorakalen; **48.4**: lumbalen; **48.5**: thorako-lumbale; **48.6**: Edinger-Westphal; **48.7**: salivatorii; **48.8**: dorsalis nervi vagi; **48.9**: Hirnstamms; **48.10**: Seitenhorn; **48.11**: sakralen; **48.12**: cranio-sakrale

[49] HORNER-Symptomenkomplex (Trias): 1. *Lidsenkung* (*Ptosis*, Ausfall des *M. tarsalis superior*); 2. Verengung der Pupille (*Miosis*, Ausfall des *M. dilatator pupillae* und sekundäres Übergewicht des parasympathisch innervierten *M. sphincter pupillae);* 3. Zurücksinken des Augapfels (*Enophthalmus*, Ausfall des *M. orbitalis (MÜLLER-Muskel));* Läsion im Bereich der zentralen Sympathikusbahn, im *Ganglion cervicale superius* oder im Bereich der *postganglionären Fasern* auf dem Weg zum Auge. Ist das *Centrum ciliospinale* der betreffenden Seite beeinträchtigt, wird zusätzlich *Anhidrosis* (fehlende oder stark reduzierte Schweißabsonderung) und *Vasodilatation* (Gefäßweiterung) der Haut auf der geschädigten Gesichtshälfte beobachtet.

[50] **Ganglion cervicale superius** (vor den seitlichen Fortsätzen der Wirbelkörper C2/C3); **Ganglion cervicale medius** (kann verkleinert sein, oft fehlend); **Ganglion cervicale inferius** (am lateralen Rand des *M. longus colli* in Höhe von C7, oft mit erstem Brustganglion zum *Ganglion cervicothoracicum (stellatum)* verschmolzen)

[51] **51.1**: sympathischen; **51.2**: Reflex-; **51.3**: Pupillenweite; **51.4**: C8 – Th3

[52] Die Fasern entspringen im Seitenhorn, verlassen das Rückenmark über die vordere Wurzel und treten über den *Ramus communicans albus* in den Grenzstrang *(Truncus sympathikus)* über, den sie nach Umschaltung in den Ganglien über den *Ramus communicans griseus* verlassen, um über *periarterielle Gefäßplexus* zu ihren Zielorganen zu gelangen.

[53] **53.1**: Vasodilatation der Kopf-/Halsgefäße; **53.2**: die gesamte sympathische Versorgung von Kopf, Hals, Arm und darüber hinaus auch z. T. Herz und Lungen, miteingeschlossen auch endokrine Organe *(Hypophyse, Schilddrüse, Epithelkörperchen)*; **53.3**: *HORNER-Syndrom*

[54] **54.1**: Glandulae nasales et palatinales / 2-1-6-3-4-5; **54.2**: Glandula parotidea / 3-2-6-1-5-4-7; **54.3**: Glandula submandibularis et sublingualis / 2-1-4-5-3

[55] Pressorezeptoren (Wand des *Sinus caroticus*), Chemorezeptoren (verminderter O_2-Gehalt des Blutes: dorsale Wand der Aufteilungsstelle); *Rr. sinus carotici* (IX), *N. laryngeus superior* und *Truncus sympathicus* übermitteln die Reize dem Atem- und Kreislaufzentrum der *Formatio reticularis myelencephali*.

[56] **56.1**: W; **56.2**: S+W; **56.3**: S+W ;**56.4**: W; **56.5**: W; **56.6**: S (Anders als in den Grenzstrangganglien des Bauchraums, durch die Fasern ohne Umschaltung zu den prävertebralen Ganglien hindurchziehen, findet im Ggl. cervicale superius ausschließlich Umschaltung der präganglionären Fasern statt.); **56.7**: W; **56.8**: S+W; **56.9**: S+W; **56.10**: Die parasympathischen Kopfganglien enthalten immer sympathische Fasern, die durch das Ganglion ohne Umschaltung hindurchziehen.

[57] **57.1**: A. et V. supratrochlearis, A. et V. supraorbitalis (aus A. ophthalmica/A. carotis interna); **57.2**: maxilläre Gefäßstraße: A. maxillaris (Endast der A. carotis externa) und venöser Plexus pterygoideus; **57.3**: faziale Gefäßstraße: A. et V. facialis (A. carotis externa); **57.4**: A. et V. temporalis superficialis (Endast der A. carotis externa); **57.5**: okzipitale Gefäßstraße: A. et V. occipitalis (A. carotis externa)

[58] **58.1**: Schädels; **58.2**: Kopfweichteile; **58.3**: harte Hirnhaut (Dura mater); **58.4**: Gehirns; **58.5**: Orbita; **58.6**: Siebbeinzellen; **58.7**: Stirn-; **58.8**: Nasen-

[59] **59.1**: a; **59.2**: b; **59.3**: a; **59.4**: c; **59.5**: a; **59.6**: c; **59.7**: d; **59.8**: e

[60] V. facialis—V. angularis—V. ophthalmica superior—Sinus cavernosus; **V. facialis**—V. angularis—V. supraorbitalis—V. diploica frontalis; **V. retromandibularis** (Vv. parotidei, V. transversa faciei)—Plexus pterygoideus—Sinus cavernosus entweder über Vv. meningeae mediae, V. canalis pterygoidei oder V. ophthalmica inferior); **60.1**: über die *A. carotis externa* entweder direkt in die *A. angularis* oder aber über die *A. temporalis superficialis* in die *A. angularis*, die über Äste der *A. ophthalmica* mit der *A. carotis interna* in Verbindung steht. Weiter bestehen Verbindungen von Ästen der *A. pharyngea ascendens* mit meningealen Ästen der *A. carotis interna*. Diese Anastomosen besitzen Bedeutung als *Kollateralkreisläufe* bei Stenosen der *A. carotis interna*, da sie die Blutzufuhr für das Gehirn über die *A. carotis externa* sichern.

[61] **A. maxillaris**; **Pars mandibularis**: Kiefergelenk, äußerer Gehörgang, Trommelfell, Paukenhöhle, Unterkieferzähne, Gingiva, Mundbodenmuskulatur, Kinn; **Pars pterygoidea**: M. temporalis, Dura, mittlere Schädelgrube, M. masseter, Mm. pterygoideus lat. et med.; **Pars pterygopalatina**: Oberkieferzähne, Oberlippe, Nase, Augenlid, Nasenschleimhaut, Gaumen, Tuba auditiva, Pharynx

[62] **62.1**: A. facialis; **62.2**: A. thyroidea superior; **62.3**: A. temporalis superficialis; **62.4**: A. maxillaris

[63] A. vertebralis; A. thoracica interna; Truncus costocervicalis; Truncus thyrocervicalis; A. dorsalis scapulae (bei fehlender A. transversa cervicis)

[64]

Hinterhaupt, Nacken	→	Lnn. occipitales	→	Lnn. cervicales prof.
Kopfschwarte, Mandibularregion	→	Lnn. retroauriculares	→	Lnn. cervicales prof.
Wange, Augenlider, Parotis	→	Lnn. parotideii superfic. et prof.	→	Lnn. submandibulares
Regio facei, Nase, Gaumen, Schlund	→	Lnn. buccales	→	Lnn. submandibulares
Wange	→	Lnn. mandibulares	→	Lnn. cervicales prof.
Kinn, Unterlippe, Zungenspitze, Gingiva, untere Frontzähne	→	Lnn. submentales	→	Lnn. cervicales prof. Lnn. submandibulares
Gesicht, Zunge, Tonsillen, Zähne	→	Lnn. submandibulares	→	Lnn. cervicales prof.
Oberfläche des Halses, Parotis	→	Lnn. cervicales superfic.	→	Lnn. cervicales prof.

[65] 1/3

[66] **66.1**: Truncus jugularis; **66.2**: jugularis interna; **66.3**: subclavia

[67] **rechts**: Vereinigung von *Truncus jugularis, Truncus subclavius* (Arm) und *Truncus bronchomediastinalis* (Herz, Lunge, Mediastinum) und Mündung als *Ductus lymphaticus dexter*; **links**: gemeinsame Mündung von *Truncus jugularis et subclavius*, *Truncus bronchomediastinalis* und *Ductus thoracicus (Brust, Bauchorgane)*

[68] Regionäre Lymphknoten erhalten die Lymphe einer Region (= 1. Filterstation), während Sammellymphknoten Lymphe, die bereits vorgeschaltete Lymphknoten passierte, ableiten (= 2. Filterstation). Die *Lnn. cervicales profundi* sind die Sammellymphknoten der Kopf-/Halsregion, erhalten jedoch auch direkte Zuflüsse! *Lnn. submandibulares* erhalten als regionäre Lymphknoten Lymphe aus umschriebenen Gebieten und als Sammellymphknoten Lymphe aus den *Lnn. submentales et faciales*. Lymphe der *Lnn. submandibulares* passiert daher die *Lnn. cervicales profundi* z. T. als 3. Filterstation.

[69] Kleinere Lymphgefäße können im beschränkten Umfang regenerieren, die Folgen der chirurgischen Entfernung von Lymphknoten kann dies jedoch nicht beeinflussen; Lymphstau und Schwellung des den betreffenden Lymphknoten vorgeschalteten Gebiets ist die Folge.

[70] **70.1**: Pars nasalis pharyngis (Epi-, Nasopharynx); **70.2**: Pars oralis pharyngis (Meso-, Oropharynx); **70.3**: Pars laryngea pharyngis (Hypo-, Laryngopharynx); **70.4**: Tubenwulst/Levatorwulst (Torus tubarius, Torus levatorius); **70.5**: Tubenöffnung (Ostium tubae auditiva); **70.6**: Gaumenmandel (Tonsilla palatina); **70.7**: Zungengrund (Tonsilla lingualis); **70.8**: Ösophagus; **70.9**: Cartilago cricoidea (Arcus)

[71] Der mittlere und untere Schlundschnürer (*M. constrictor pharyngis medius et inferior*) verbinden jeweils *Os hyoideum* (Zungenbein) und *Larynx* (Kehlkopf) mit dem *Pharynx* (Raphe pharyngis). Der *M. constrictor pharyngis inferior* besitzt vom Ringknorpel (*Cartilago cricoidea, pars cricopharyngea*) und Schildknorpel (*Cartilago thyroidea, pars thyropharyngea*) entspringende Anteile, die beide in die *Raphe pharyngis* münden. Am Übergang zwischen *M. constrictor pharyngis inferior* und *Oesophagus* bestehen oberhalb und unterhalb von ringförmig verlaufenden Muskelfasern zwei muskelschwache Dreiecke (oben: KILLIAN-Dreieck, unten: LAIMER-Dreieck), welche die Grundlage für bis zu faustgroße, *pharyngooesophageale Divertikel* bilden (zervikales Pulsionsdivertikel, ZENKER-Divertikel).

[72] **72.1**: A. pharyngea ascendens (A. carotis externa); **72.2**: A. palatina ascendens (A. facialis); **72.3**: A. thyroidea inferior (Truncus thyrocervicalis); **72.4**: pharyngeales; **72.5**: Plexus pharyngeus; **72.6**: V. jugularis interna

[73] Das bindegewebige Skelett (*Aponeurosis linguae*) liegt dorsal unter der Schleimhaut und trennt als mediane bindegewebige *Raphe* die Zunge bilateral symmetrisch in zwei Hälften. Die Fasersysteme der Binnenmuskeln verlaufen als *M. longitudinalis superior* und *inferior, M. verticalis* und *M. transversus linguae* in allen drei Richtungen des Raums. Sie dienen der Formveränderung der Zunge; Innervation: *N. hypoglossus (XII)*

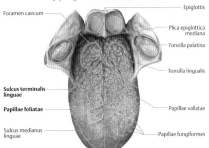

[74] ; **74.1**: Radix linguae (Zungenwurzel); **74.2**: Corpus linguae mit Apex linguae (Zungenkörper mit Zungenspitze); **74.3**: Den mit ihrer verhornten Oberfläche zur Mundhöhle orientierten *Papillae filiformes* fehlen Geschmacksknospen; **74.4**: Der WALDEYER-Rachenring besteht aus den am Isthmus faucium gelegenen *Tonsillen (Tonsilla palatina, lingualis, pharyngealis, tubaria)*. Diese Ansammlung von Mukosaassoziierten, gut entwickeltem lymphatischen Gewebe dient als „Frühwarnsystem" für inhalierte und ingestierte Antigene.

[75] Die Zunge entwickelt sich aus Material der ersten vier Schlundbögen (Pharyngealbögen), deren Abfolge und spezifische Assoziation mit Hirnnerven sich in der Lage der Innervationsgebiete widerspiegelt. Während der Entwicklung kommt es jedoch zu einer Verschiebung des Innervationsgebietes im Bereich der Zungenwurzel nach vorne, so dass der *N. glossopharyngeus* den Bereich des 2. und der N. vagus den des 3. Hirnnervs innerviert.

Das sensorische Gebiet des *N. facialis (N. intermedius)* liegt zusammen mit dem des *N. trigeminus* im vorderen Teil der Zunge; *Foramen caecum*: Abgangsstelle des *Ductus thyreoglossus*; *Sulcus terminalis*: Grenze zwischen dem aus 2. und 3. Schlundbogen entwickelten Gewebe.

[76] doppelte Innervation aus *N. facialis (Intermediofaszialis-Anteil)* und *N. glossopharyngeus*

[77] **orale Phase**: Mund wird geschlossen (Kaumuskulatur) und die Nahrung zerkleinert (1), die Zunge wird nach hinten verlagert und transportiert den Bissen entlang des weichen Gaumens zum Isthmus faucium (Schlundenge), reflektorisch wird der Nasen-Rachen-Raum abgedichtet (2); **pharyngeale Phase**: Die Stimmritze wird geschlossen und die Trachea mit dem Kehldeckel verschlossen (3), durch Erzeugung eines Überdrucks wird anschließend das Isthmus faucium kurzzeitig geöffnet (4); **oesophageale Phase**: Eine Peristaltikwelle des Oesophagus transportiert den Bissen zum Magen (5); **77.1**: Kaumuskulatur (*M. temporalis, M. masseter, M. pterygoideus medialis*), Mundbodenmuskulatur (*M. mylohyoideus*), Zungenmuskulatur (*M. hyoglossus, M. styloglossus*), Muskeln des Gaumensegels (*M. tensor veli palatini, M. levator veli palatini*), Pharynxmuskulatur (*M. constrictor pharyngis superior, PASSAVANT-Wulst*), Sphinkteren des Isthmus faucium (*Mm. palatiglossi*), suprahyale Muskeln (*M. mylohyoideus, M. digastricus, M. stylohyoideus*), Kehlkopfmuskeln (*M. thyrohyoideus*), Muskeln des Pharynx (*Mm. constrictores (super, medius, inferior) und levatores pharyngis (M. stylopharyngeus, M. palatopharyngeus)*), Ösophagusmuskulatur; **77.2**: 1 – willkürlich, 2 – 5 unwillkürlich

[78] **78.1**: heterodont; **78.2**: einmaligen Zahnwechsel; **78.3**: Milch-; **78.4**: Dentes decidui; **78.5**: bleibende; **78.6**: Dentes permanentes; **78.7**: Corona dentis (Zahnkrone); **78.8**: Collum dentis (Zahnhals); **78.9**: Radix dentis (Zahnwurzel)

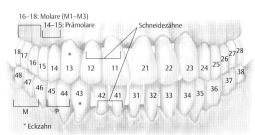

[79]

[80] Die *Gingiva* ist der Teil der Mundschleimhaut, der die Randteile der *Alveolarfortsätze*, des *Zahnhalses* und den unteren Teil der mit Schmelz bedeckten *Zahnkrone* bedeckt. Anders als die restliche Mundschleimhaut ist die *Gingiva* nicht verschieblich, da ihr eine *Submukosa* fehlt und sie direkt mit dem Periost verbunden ist.

[81] **81.1**: Der *Plexus dentalis superior* wird gespeist von a.) Nervenästen des *N. infraorbitalis*, die noch vor dem Austritt aus dem gleichnamigen *Foramen infraorbitale* abzweigen und über kleine Knochenkanälchen die Zähne erreichen *(Nn. alveolares superior anterius und medius)* und b.) über *Rr. alveolares superior posterior*, die noch innerhalb der *Fossa pterygopalatina* aus dem Hauptstamm des *N. maxillaris* austreten und als mehrere kleine Äste in das *Tuber maxillae* eintreten *(Foramina alveolaria posteriores)*, um sich mit den vorderen und mittleren Ästen im *Plexus* zu vereinigen. Die Innervation der Schneidezähne nimmt eine Sonderstellung ein, da sie als einzige auch von den

Nerven der Gegenseite erreicht werden; **81.2**: *N. alveolaris inferior* (aus *N. mandibularis*) bildet im *Canalis mandibulae* den *Plexus dentalis inferior*, von dem Äste für die Innervation der Zähne und des Zahnfleischs abgehen.

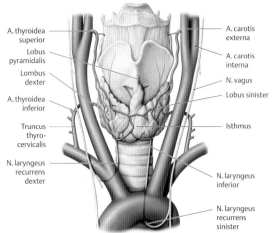

[82]
[83] Die Schilddrüse besitzt eine doppelte Kapsel. Während die innere, dünne Kapsel unmittelbar mit dem Drüsengewebe verbunden ist, liegt die äußere der *Lamina pretrachealis* an. Im Spalt zwischen beiden Kapseln findet sich lockeres Bindegewebe, Verzweigungen von zu- und abführenden Blutgefäßen sowie die Epithelkörperchen. Eine *Struma* kann den dorsal direkt der Schilddrüse anliegenden *N. laryngeus recurrens* („motorischer Stimmbandnerv") komprimieren und so Heiserkeit bzw. im äußersten Fall komplette Stimmbandlähmung hervorrufen.
[84] A. thyroidea superior (A. carotis externa); A. thyroidea inferior (Truncus thyrocervicalis); A. thyroidea ima (unpaar, als Varietät aus dem Truncus brachiocephalicus); eine starke Anastomosenbildung der Gefäße verhindert Funktionsausfall bei Verlegung eines oder sogar mehrerer Gefäße.
[85] Endokrine Drüse: produziert Hormone (*Thyroxin, Trijodthyronin, Kalzitonin*), die bei der Regulierung von Stoffwechselprozessen eine wichtige Rolle spielen (Steigerung der O_2-Aufnahme und des -Verbrauchs messbar am Grundumsatz, Regelung der Erregbarkeit des vegetativen Nervensystems, Senkung des Kalziumspiegels im Blut durch Hemmung seiner Freisetzung aus dem Knochen); 25 – 30 g; die normale Schilddrüse ist im Bereich des Halses „nicht konturbildend", eine Vergrößerung lässt sich daher trotz der Ausdehnung zunächst nach dorsal von außen erkennen.
[86] Die Schilddrüsenanlage entsteht als epitheliales Divertikel des Schlunddarms in der Mittellinie direkt kaudal vom *Tuberculum impar*. Während der Wanderung bleibt sie zunächst noch über den *Ductus thyreoglossus* mit der Zunge *(Foramen caecum)* verbunden. Versprengte Reste dieser Anlage werden daher entlang dieser Wanderstrecke in der Mittellinie beobachtet. Die *Nebenschilddrüsen* entstehen aus der 3. *(Glandula parathyroidea inferior)* bzw. 4. Schlundtasche *(Glandula parathyroidea superior)*.
[87] **87.1**: infrahyale Muskulatur; **87.2**: M. sternocleidomastoideus; **87.3**: M. levator scapulae; **87.4**: M. trapezius; **87.5**: Fascia nuchae (tiefes Blatt); **87.6**: Fascia nuchae (oberflächliches Blatt); **87.7**: autochthone Rückenmuskulatur; **87.8**: 1. Lamina superficialis scheidet den *M. sternocleidomastoideus* ein und setzt sich dorsal in das tiefe Blatt der *Fascia nuchae* fort, 2. Lamina pretrachealis umgibt die *infrahyale Muskulatur*, deren *M. omohyoideus* die Faszie zu spannen in der Lage ist, 3. *Lamina prevertebralis* bedeckt die *prävertebrale Muskulatur* und setzt sich dorsal in das tiefe Blatt der *Fascia nuchae* fort; **87.9**: in Raum 1: *Kehlkopf (Larynx)* und *Schilddrüse (Glandula thyroidea)* bzw. *Nebenschilddrüse (Glandula parathyroidea)*, in Raum 2: *Wirbelsäule (Columna vertebralis)* und *Rückenmark (Medulla spinalis)*; **87.10**: Der Verschiebespalt des Halses liegt innerhalb des *prätrachealen Blatts bzw. zwischen Lamina pretrachealis und prevertebralis* und entspricht damit Raum 1. Verschoben wird hier u.a. der Kehlkopf, der beim Schluckakt zu seinem Verschluss nach kranial bewegt wird.
[88] Der zwischen *Lamina pretrachealis* und *Lamina prevertebralis* liegende, bindegewebige Verschiebespalt des Halses *(Spatium peripharyngeum)* erstreckt sich von der Schädelbasis bis in das hintere Mediastinum (Mittelfell). Im oberen Bereich wird dieser Raum durch ein derbes *Septum sagittale* in *1 Spatium retropharyngeum* und *2 Spatia lateropharyngea* geteilt; der zwischen *Lamina superficialis* und *Lamina pretrachealis* gelegene Raum besitzt im kranialen Teil Verbindung mit dem *Spatium submandibulare* und *submentale* und wird kaudal durch den Ansatz der infrahyalen Muskeln am *Os hyoideum* sowie der Befestigung der oberflächlichen Faszie am Zungenbein begrenzt. Beide bindegewebigen Räume sind wichtig als Ausbreitungswege bei absteigenden entzündlichen Prozessen, die bis zum *Mediastinum* und dem darin gelegenen Herz oder bis zum Zungenbein gelangen können. Bei letzterem kann es infolge von Anschwellungen in diesem Bereich zur Verlegung der Atemwege kommen *(Angina Ludovici)*.
[89] **Aa. nasales posteriores laterales et septi** (aus A. sphenopalatina/A. maxillaris): D: Foramen sphenopalatinum, Z: hinterer Teil der Nasenhöhle und Septum; **A. nasalis anterior** (aus A. ethmoidalis anterior/A. ophthalmica/A. carotis interna): D: Foramen ethmoidalis anterior, Z: vordere Nasenhöhle, Siebbeinzellen, Stirnhöhle; **A. ethmoidalis posterior** (aus *A. ophthalmica/A. carotis interna*): D: Foramen ethmoidalis posterior, Z: Siebbeinzellen, hintere Nasenhöhle und gegenüberliegendes Septum
[90] Die olfaktorische Region entspricht pro Nasenhöhle einem ungefähr centgroßen Bereich der oberen Nasenmuschel *(Concha nasalis superior)* und des gegenüberliegenden Septums. Die Nasenmuscheln tragen bei stärkerem Einatmen („Schnüffeln") zur Verwirbelung der Atemluft bei, die indirekt die olfaktorische Region erreicht; weiter: Oberflächenvergrößerung für Anwärmung und Anfeuchtung der Atemluft.
[91] KIESSELBACH-Wulst; Anwärmung der Atemluft, Belüftung der Nasenhöhle: u.a. durch circadiane Rhythmik gesteuert, es wird jeweils eine Nasenhöhle stärker belüftet; verstärkte Füllung des Gefäßplexus (stimuliert durch Parasympathikus, gehemmt durch Sympathikus) kann die Schleimhaut der Nasenhöhle bis zu 5 mm dick anschwellen lassen und damit den Atemweg über die betreffende Nasenhöhle vollkommen verlegen, der *KIESSELBACH-WULST* ist oft bei Nasenbluten betroffen.
[92] Vv. ethmoidales/V. ophthalmica; Plexus pterygoideus/oberflächliche Venen des Gesichts
[93] **93.1**: Cornu majus (großes Horn); **93.2**: Cornu minus (kleines Horn); **93.3**: Prominentia laryngis („Adams-

apfel")/Incisura thyroidea superior; **93.4**: Cartilago thyroidea (Schildknorpel); **93.5**: Pars recta; **93.6**: Pars obliqua; **93.7**: M. cricothyroideus; **93.8**: Cartilago cricoidea (Ringknorpel)/Arcus cartilaginis cricoideae; **93.9**: Cartilago epiglottica/Epiglottis (Kehldeckel); **93.10**: M. thyroarytenoideus; **93.11**: M. cricoarytenoideus posterior („Postikus"); **93.12**: Cartilago cricoidea (Ringknorpel)/Lamina cartilaginis cricoideae; **93.13**: M. arytenoideus obliquus; **93.14**: M. arytenoideus transversus; **93.15**: M. arytenoideus obliquus; **93.16**: Cartilago arytenoidea (Stellknorpel); **93.17**: Cartilago arytenoidea, Processus muscularis; **93.18**: M. cricoarytenoideus posterior („Postikus"); **93.19**: Facies articularis thyroidea cricoideae; **93.20**: M. vocalis; **93.21**: Lig. cricothyroideum, Conus elasticus; **93.22**: M. cricoarytenoideus lateralis

[94] Sicherung des Eingangs in die unteren Atemwege (Hustenreflex, reflektorischer Atemstillstand); Regelung der Kreuzung von Luft- und Atemweg (Schluckakt); Druckpolster der Lunge (Bauchpresse); Artikulation von Sprache und Gesang

[95] **95.1**: 5. Hals-; **95.2**: 7. Hals-; **95.3**: C2; **95.4**: C4; **95.5**: absteigt; **95.6**: Der Hochstand des Kehlkopfs erlaubt es dem Säugling, beim Trinken gleichzeitig zu atmen.

[96] Innenseite der **Cartilago thyroidea** (Schildknorpel) – Ligamenta vocalia – **Processus vocales** der Cartilagines arytenoidei (Stellknorpel)

[97] Anspannung der Stimmbänder durch Muskeln des „Spannapparats": *M. cricothyroideus (grob)* und *M. vocalis (isometrische Kontraktion, fein)*. Auch Muskeln des „Stellapparats" besitzen Einfluss auf die Spannung der Stimmbänder. Anspannung: *M. thyroarytenoideus, Mm. arytenoidei obliquus et transversus, M. cricoarytenoideus posterior („Postikus")*; erhöhte Spannung führt zu höheren Tönen, Lautstärke wird über die Exspiration reguliert (starkes Ausatmen, laute Töne).

[98] Pars intermembranacea (ventral zwischen den Stimmbändern *(Ligg. vocalia)*); **Pars intercartilaginea** (dorsal zwischen den Stellknorpeln *(Cartilago arytenoidea)*); **M. thyroarytenoideus** (Verschluss der *Pars intermembranacea*); **Mm. arytenoidei obliquus et transversus** (Verschluss der *Pars intercartilaginea*); **M. cricoarytenoideus lateralis** (Verschluss der *Pars intermembranacea* und Öffnung der *Pars intercartilaginea*)

[99] **99.1**: mittlere Atemstellung *(„Intermediärstellung")*; **99.2**: Stellung bei tiefer Inspiration; **99.3**: Phonationsstellung; **99.4**: Flüsterstellung;

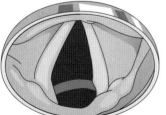

99.5: , Begründung: rechtes Stimmband (bei Spiegelung bildet sich rechtes Stimmband auf linker Bildseite ab) bei tiefer Inspiration weit geöffnet, während linkes Stimmband gelähmt in der Intermediärstellung („Kadaverstellung") verharrt. Symptome der Rekurrensparese: Heiserkeit (einseitig), Atemnot (beidseitig)

[100] „Koniotomie" bezeichnet die bei Verlegung der Atemwege als Notfallmaßnahme durchgeführte Durchtrennung des zwischen *Arcus cartilaginis cricoideae* und unterem Rand der *Cartilago thyroidea* ausgespannten *Ligamentum cricothyroideum (Conus elasticus)*. Da die *Ligamenta vocalia* die freien Ränder des *Conus elasticus* darstellen, kann es infolge seiner Durchtrennung und anschließender Vernarbung zu Störungen bei der Schwingung der Stimmbänder kommen (Heiserkeit).

[101] **101.1**: Vestibulum laryngis (klin.: supraglottischer Raum); **101.2**: Glottis (klin.: transglottischer Raum); **101.3**: Cavitas infraglottica (klin.: infraglottischer Raum); **101.4**: Os hyoideum; **101.5**: Epiglottis; **101.6**: Cartilago thyroidea; **101.7**: Plica vestibulare; **101.8**: Plica vocale; **101.9**: Rima glottidis (Stimmritze); **101.10**: Cartilago cricoidea; **101.11**: Recessus piriformis

[102] Schleimhaut der Stimmlippen, des *Vestibulums* und des *Ventriculus*: Ramus internus des *N. laryngeus sup. (N. vagus)*; Schleimhaut unterhalb der Stimmlippen vom *N. laryngeus inferior* (Endast des *N. laryngeus recurrens, N. vagus*); durch den *Deszensus* der Schlundbogengefäße und der Lage des Nervs kaudal der 6. Arterie wird er während der Entwicklung weit nach kaudal verlagert, links zieht er um die *Aorta*, rechts um den *Truncus brachiocephalicus* oder bereits um die *A. subclavia* herum.

[103] **103.1**: M. cricoarytenoideus lateralis, M. arytenoideus transversus et obliquus; **103.2**: M. constrictor pharyngis inferior, Conus elasticus, Lig. vocale

[104] N. laryngeus superior; N. laryngeus inferior; GALEN-Anastomose

[105] **105.1**: 5; **105.2**: 10; **105.3**: 2; **105.4**: 9; **105.5**: 8; **105.6**: 14; **105.7**: 7; **105.8**: 15; **105.9**: 19; **105.10**: 17; **105.11**: 11; **105.12**: 3; **105.13**: 1; **105.14**: 6; **105.15**: 13; **105.16**: 12; **105.17**: 16; **105.18**: 18; **105.19**: 4

[106]

	anatomische Strukturen
Trigonum caroticum	Teilung der A. carotis communis (in A. carotis externa und interna) und A. carotis externa (A. thyroidea superior, A. lingualis, A. facialis), Ansa cervicalis (N. hypoglossus), N. laryngeus superior, V. jugularis interna, Lnn. cervicales profunda
Trigonum submandibulare	A. facialis, A. submentalis, N. mylohyoideus, N. lingualis, Gl. submandibularis, Lnn. submandibulares
Regio colli anterior	Platysma und Halseingeweide mit entsprechenden Gefäßen und Nerven
Regio temporalis	A. et V. temporalis superficialis, N. auriculotemporalis, Rr. temporales des N. facialis, Lnn. retroauriculares
Regio nasalis	A. et V. dorsalis nasi, A. et V. angularis, N. nasociliaris, R. nasalis externus (N. ethmoidalis anterior), Rr. nasales externi et interni (N. infraorbitalis)
Regio sternocleidomastoidea	über dem M. sternocleidomastoideus: N. transversus colli, N. auricularis magnus, V. jugularis externa, unter dem M. sternocleidomastoideus: Gefäßnervenstrang, Mündung des Ductus thoracicus (links), Halsteil des Grenzstrangs, Lnn. jugulomyohyoidei

[107] *Mandibularrand, Venter anterior et posterior m. digastrici*; **107.1**: N. auricularis magnus; **107.2**: M. masseter; **107.3**: A./V. facialis; **107.4**: N. lingualis; **107.5**: Corpus mandibulae; **107.6**: N. mylohyoideus; **107.7**: M. mylohyoideus; **107.8**: Lnn. submentales; **107.9**: M. digastricus (Venter anterior); **107.10**: A. submentalis; **107.11**: N. hypoglossus; **107.12**: Ductus submandibularis; **107.13**: Glandula submandibularis; **107.14**: Ganglion submandibulare; **107.15**: Die *A. facialis* liegt vor der sie begleitenden Vene und ist auch aufgrund ihres geschlängelten Verlaufs leicht von dieser abzugrenzen.

[108] Als „*Skalenuslücke*" bezeichnet man den von beiden vorderen Skalenusmuskeln (Treppenmuskeln, *M. scalenus anterior et medius*) begrenzten Spalt, durch die der Plexus brachialis und die *A. subclavia* in die seitliche Halsregion eintreten. In der Literatur wird dieser Spaltraum auch als „*hintere*" *Skalenuslücke* dem Bereich ventral des *M. scalenus anterior* („*vordere*" *Skalenuslücke*), durch den die *V. subclavia* verläuft, gegenübergestellt.

[109] Ein *Hypomochlion* bezeichnet den *Drehpunkt eines Hebels*. Am *Hamulus* umgelenkt wird der *M. tensor veli palatini*, der von der *Fossa scaphoidea* und der lateralen Tubenwand entspringend außen um den *Hamulus* verläuft, um seitlich in das *Velum palatinum* einzustrahlen. Kontraktion spannt auf diese Weise das Gaumensegel (dichter Verschluss der Nasenhöhle) und belüftet gleichzeitig die *Tuba auditiva* bzw. das *Cavum tympani*.

[110] **A. facialis** im Bereich der Überkreuzung der *Mandibula* am Vorderrand des *M. masseter;* im *Trigonum caroticum* an der Aufzweigungsstelle der **A. carotis communis** („*Karotispuls*")

[111] Die Parotisloge bezeichnet den Raum, den die *Glandula parotis* einnimmt und der nach außen von der derben *Fascia parotidea* begrenzt wird. Diese Faszie leitet sich von der allgemeinen Körperfaszie ab und geht in die Faszie des *M. masseter* über, mit dem sie hierdurch mechanisch gekoppelt ist (Kontraktionen der Kaumuskulatur stimulieren die Sekretabgabe). Nach innen öffnet sich die Loge in das *Spatium peri-* bzw. *lateropharyngeum*. Tumore bzw. Entzündungen werden aufgrund der starken Faszie nicht oberflächlich, sondern bleiben lange auf die Region begrenzt!

Quellenverzeichnis der Abbildungen

Bähr, M., Frotscher, M., Duus' Neurologisch-topische Diagnostik, 8. Auflage, Georg Thieme Verlag, Stuttgart, New York 2003
- Kapitel 3: Aufgabe 28
- Kapitel 5: Aufgabe 49

Beese, M., Winkler, G., MRT der Muskulatur, 1. Auflage, Georg Thieme Verlag, Stuttgart, New York 1997
- Kapitel 3: Aufgabe 23
- Kapitel 4: Aufgabe 39

Beske, F., Lehrbuch für Pflegeberufe, Band 1, 6. Auflage, Georg Thieme Verlag, Stuttgart, New York 1990
- Kapitel 1: Aufgabe 4

Delank, H.-W., Gehlen, W., Neurologie, 10. Auflage, Georg Thieme Verlag, Stuttgart, New York 2004
- Kapitel 3: Aufgabe 37
- Kapitel 5: Aufgabe 38

Drechsel-Buchheidt, A., GK1 Anatomie – Originalprüfungsfragen mit Kommentar, 16. Auflage, Georg Thieme Verlag, Stuttgart, New York 2005
- Kapitel 4: Aufgabe 45, 46, 66, 70

Faller, A., Schünke, M., Der Körper des Menschen, 13. Auflage, Georg Thieme Verlag, Stuttgart, New York 1999
- Kapitel 3: Aufgabe 16, Lösung 16
- Kapitel 4: Aufgabe 12
- Kapitel 5: Aufgabe 22

Feneis, H., Dauber, W., Anatomisches Bildwörterbuch, 8. Auflage, Georg Thieme Verlag, Stuttgart, New York 1998
- Kapitel 2: Aufgabe 33
- Kapitel 4: Aufgabe 1, 6
- Kapitel 5: Aufgabe 3, Lösung 3

- Fritsch, H., Kühnel, W., Taschenatlas der Anatomie – Innere Organe, 7. Auflage, Georg Thieme Verlag, Stuttgart, New York 2001
- Kapitel 5: Aufgabe 70

Hirner, A., Weise, K., Chirurgie Schnitt für Schnitt, 1. Auflage, Georg Thieme Verlag, Stuttgart, New York 2004
- Kapitel 4: Aufgabe 22, 59, 67

Hochschild, J., Strukturen und Funktionen begreifen, 2. Auflage, Georg Thieme Verlag, Stuttgart, New York 2002
- Kapitel 2: Aufgabe 3
- Kapitel 3: Aufgabe 8
- Kapitel 5: Aufgabe 15, 30, Lösung 30

Liermann, D., Kirchner, J., Angiographische Diagnostik und Therapie, 1. Auflage, Georg Thieme Verlag, Stuttgart, New York 1997
- Kapitel 2: Aufgabe 26
- Kapitel 3: Aufgabe 45
- Kapitel 4: Aufgabe 51, 54, 58

Möller, T.B., Röntgennormalbefunde, 2. Auflage, Georg Thieme Verlag, Stuttgart, New York 1996
- Kapitel 4: Aufgabe 3
- Kapitel 5: Aufgabe 18, Lösung 18

Mumenthaler, M., Mattle, H., Grundkurs Neurologie, 1. Auflage, Georg Thieme Verlag, Stuttgart, New York 2002
- Kapitel 3: Aufgabe 30, 37

Oestmann, J.W., Radiologie, 1. Auflage, Georg Thieme Verlag, Stuttgart, New York 2002
- Kapitel 3: Aufgabe 7, 8

Platzer, W., Taschenatlas der Anatomie – Bewegungsapparat, 7. Auflage, Georg Thieme Verlag, Stuttgart, New York 1999
- Kapitel 2: Aufgabe 9, 12, 17, Lösung 17
- Kapitel 4: Aufgabe 31, 36, Lösung 31, 36
- Kapitel 5: Aufgabe 107

Schmidt, H.-W., Lanz, U., Chirurgische Anatomie der Hand, 2. Auflage, Georg Thieme Verlag, Stuttgart, New York 2003
- Kapitel 3: Aufgabe 27

Schroeder, H.E., Orale Strukturbiologie, 5. Auflage, Georg Thieme Verlag, Stuttgart, New York 2000
- Kapitel 5: Aufgabe 17, Lösung 17

Schünke, M., Schulte, E., Schumacher, U. et al., Grafiker: Markus Voll u. Karl Wesker, Prometheus Allgemeine Anatomie und Bewegungssystem, 1. Auflage, Georg Thieme Verlag, Stuttgart, New York 2005
- Kapitel 2: Aufgabe 28
- Kapitel 3: Aufgabe 1, 2, 10, 18, 25, 38, Lösung 25
- Kapitel 4: Aufgabe 27, 37, 41
- Deckblatt Arbeitsheft Anatomie
- Deckblatt Lösungen

Schünke, M., Schulte, E., Schumacher, U. et al., Grafiker: Markus Voll u. Karl Wesker, Prometheus Hals und Innere Organe, 1. Auflage, Georg Thieme Verlag, Stuttgart, New York 2005
- Kapitel 5: Aufgabe 33, 82, 93, 99, Lösung 82, 99
- Deckblatt Inhalt

Schünke, M., Schulte, E., Schumacher, U. et al., Grafiker: Markus Voll u. Karl Wesker, Prometheus Kopf und Neuroanatomie, 1. Auflage, Georg Thieme Verlag, Stuttgart, New York 2006
- Kapitel 5: Aufgabe 5, 6, 74, 79, Lösung 79

Schünke, M., Topographie und Funktion des Bewegungssystems, 1. Auflage, Georg Thieme Verlag, Stuttgart, New York 2000
- Kapitel 2: Aufgabe 1, 6
- Kapitel 5: Aufgabe 2, 26, 87

Schwegler, J.S., Der Mensch – Anatomie und Physiologie, 3. Auflage, Georg Thieme Verlag, Stuttgart, New York 2002
- Kapitel 1: Aufgabe 14
- Kapitel 5: Aufgabe 8, 29, 101

Silbernagl, S., Despopoulus, A., Taschenatlas der Physiologie, 5. Auflage, Georg Thieme Verlag, Stuttgart, New York 2001
- Kapitel 5: Aufgabe 77

Vahlensieck, M., Reiser, M., MRT des Bewegungsapparats, 2. Auflage, Georg Thieme Verlag, Stuttgart, New York 2002
- Kapitel 2: Aufgabe 34
- Kapitel 3: Aufgabe 52, Lösung 52
- Kapitel 4: Aufgabe 23
- Kapitel 5: Aufgabe 18

Weber, T., Memorix Zahnmedizin, 2. Auflage, Georg Thieme Verlag, Stuttgart, New York 2003
- Kapitel 5: Aufgabe 41, 46, 105

Notizen

Arbeitshefte – Mehr als nur richtig kreuzen!

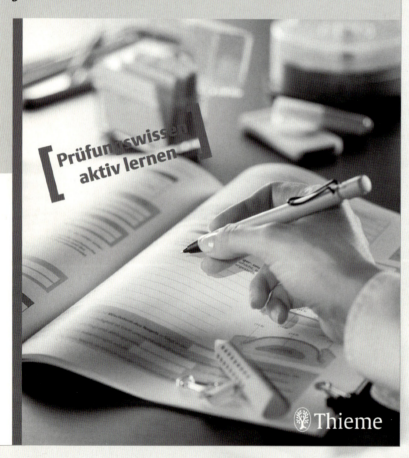

Prüfungswissen aktiv erarbeiten, Zusammenhänge herstellen und das Gelernte anwenden – darauf kommt es an!

- Training von aktivem Lernen und Fragenbeantwortung – kein reines Auswendiglernen
- Wechselnde Aufgaben (Lückentexte, offene Fragen, Rechenaufgaben, Diagramme und vieles mehr)
- Antworten und Lösungen für alle Aufgaben
- Beste Vorbereitung auf mündliche Prüfungen

Die Themen im Arbeitsheft Anatomie 2:
- Brusteingeweide
- Bauch- und Beckeneingeweide
- Zentralnervensystem
- Sehorgan
- Hör- und Gleichgewichtsorgan

Arbeitsheft Anatomie 2
Kirsch
2. Halbjahr 2007.
Ca. 100 S., ca. 60 Abb.
ISBN-10: 3 13 139171 5
ISBN-13: 978 3 13 139171 1
Ca. € [D] 9,95

[Prüfungswissen aktiv lernen]

Überall im Buchhandel www.thieme.de

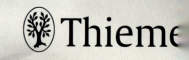